DES IMPULSIONS

AU COURS

DE LA PARALYSIE GÉNÉRALE

PAR

Henry FORTINEAU

DOCTEUR EN MÉDECINE DE LA FACULTÉ DE PARIS

EX-INTERNE DES HOPITAUX DE NANTES

INTERNE DES ASILES D'ALIÉNÉS DE LA SEINE *(concours de 1883)*

PARIS

IMPRIMERIE G. ROUGIER ET Cᴵᵉ

1, RUE CASSETTE, 1.

1885

DES IMPULSIONS

AU COURS

DE LA PARALYSIE GÉNÉRALE

DES IMPULSIONS

AU COURS

DE LA PARALYSIE GÉNÉRALE

PAR

Henry FORTINEAU

DOCTEUR EN MÉDECINE DE LA FACULTÉ DE PARIS

EX-INTERNE DES HOPITAUX DE NANTES

INTERNE DES ASILES D'ALIÉNÉS DE LA SEINE *(concours de 1883)*

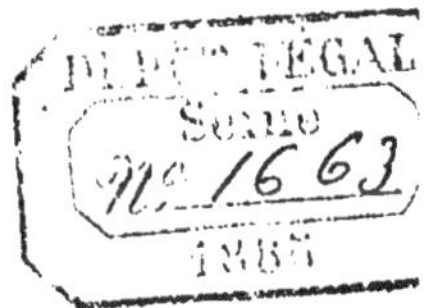

PARIS

IMPRIMERIE G. ROUGIER ET Cⁱᵉ

1, RUE CASSETTE, 1.

1885

AVANT-PROPOS

Mon intention n'est pas de donner ici une description
complète des actes délirants de la paralysie générale ;
mon but est plus modeste. Ayant été témoin, au cours de
mon internat à l'asile Sainte-Anne, d'un certain nombre
d'actes violents commis par des paralytiques généraux
confirmés, j'ai voulu étudier les causes déterminantes de
ces actes et leurs caractères aux diverses périodes de la
maladie.

Comme plusieurs personnes à qui j'avais montré mes
observations me répétaient : « Il ne s'agit pas là d'actes
impulsifs », j'ai tenu à débuter par une définition de l'impulsion. Peut-être m'accusera-t-on de m'être étendu trop
longuement sur ce sujet, d'avoir abusé de la dialectique ;
ma seule excuse sera dans mon désir de préciser le nom
des actes dont je vais m'occuper.

J'ai été également entraîné par l'analyse même des faits
exposés à dire quelques mots des deux théories actuellement en faveur dans la science au sujet de la paralysie
générale. Dans un quatrième paragraphe je donnerai les
observations qui m'auront servi à édifier cette thèse ; je
terminerai enfin par les conclusions que je croirai pouvoir
en tirer.

Mais avant tout, je tiens à remercier M. le Dr Bouchereau, médecin en chef de Sainte-Anne, d'avoir bien voulu être mon guide pour ce premier travail. Je suis heureux de rapprocher ici le nom de mon premier maître en psychiatrie de ceux des trois hommes auxquels je dois mon éducation médicale. J'ai nommé mon père, M. le Dr Fortineau, M. le Dr Marmillion, mon oncle, et M. le Dr Malherbe, professeur de clinique à l'école de médecine de Nantes. Avec eux il est superflu de parler de reconnaissance ; je tiens néanmoins à leur dire ici toute mon affection, toute ma gratitude. Que M. le Dr Dagonet, médecin en chef de l'asile Sainte-Anne, que mon collègue Vétault, qui ont bien voulu me communiquer des observations, que mes camarades d'internat, que mes amis qui m'ont aidé de leurs objections affectueuses, de leurs conseils, reçoivent tous mes remerciements.

Je prie mon président de thèse, M. le professeur Charcot, de vouloir bien accepter l'assurance de mon entier dévouement.

CHAPITRE PREMIER

DES IMPULSIONS EN GÉNÉRAL

La confusion la plus absolue (1) règne sur le sens précis à attacher en pathologie mentale au mot impulsion. Par suite d'une métonymie fâcheuse, on confond d'abord sous cette expression la force qui pousse à accomplir certains actes et ces actes eux-mêmes ; autrement dit, la cause et l'effet. C'est là une première source d'erreurs faciles à éviter.

L'impulsion suivant sa signification étymologique est la force déterminante de tout mouvement ; les dictionnaires de l'Académie, de Littré, de Larousse font suivre ce mot de la définition suivante : « Cause qui pousse à l'action. » Ce n'est guère qu'avec Esquirol que ce terme devient usuel dans le langage médical. Pinel en effet (2) citant un exemple de manie sans délire parle de penchants sanguinaires, automatiques ; mais ne prononce pas le mot impulsion. Esquirol au contraire l'emploie fréquemment en traitant de la monomanie. Nous ne résistons pas au désir de transcrire une de ses phrases montrant bien le sens qu'il attachait à cette expression.

(1) Foville, art. *Folie instinctive* du *Dictionnaire de médecine et* de *chirurgie pratiques*. 1873.

(2) Pinel : *Traité médico-philosophique de l'aliénation mentale*. 1809, page 157.

« Quelques malades, dit-il (1), trompés par des illusions
« des sens ou des hallucinations obéissent à l'impulsion
« du délire; quelques autres sont des instruments aveugles
« d'une impulsion involontaire instinctive qui les pousse
« au meurtre. »

On voit que l'impulsion est ici comprise dans son
acception la plus large. C'est la détermination à un acte,
et elle peut être la conséquence d'une hallucination,
comme elle peut être involontaire, instinctive.

Deux ans plus tard, Marc (2) parle de penchants, de
propensions, de directions irrésistibles, de déterminations
automatiques, de monomanie instinctive, mais ne se sert
pas du mot impulsion.

En 1860, Morel définit l'impulsion instinctive : « un
penchant intérieur qui pousse à exécuter un acte sans avoir
notion de son but (3). » Et ici encore le sens général du
mot impulsion est reconnu par cet auteur qui précise en
ajoutant le qualificatif : instinctif, quand il veut indiquer
le mode de pathogénie de ces impulsions.

Marcé (4), au contraire, se sert indifféremment de l'expression monomanie instinctive ou de monomanie impulsive,
attachant ainsi au mot impulsion un sens restreint, de pré-
férence au sens étymologique. Depuis lors cette manière
de voir semble avoir prévalu. Ainsi, MM. Littré et Robin,
dans leur nouvelle édition du Nysten, définissent-ils l'impul-

(1) Esquirol, *Traité des maladies mentales.* 1838, tome II, page 94.
(2) Marc, *De la folie considérée dans ses rapports avec les questions
médico-judiciaires,* 1840.
(3) Morel, *Traité des maladies mentales,* 1860, p. 390.
(4) Marcé, *Traité pratique des maladies mentales,* 1862, p. 380.

sion : « une détermination accidentelle à l'accomplissement de certains actes singuliers ou répréhensibles que le malade exécute en dehors de toute idée délirante et dont il apprécie toute la portée avant où du moins après l'événement sans que sa volonté soit assez forte pour l'en détourner. » Bien plus, sans parler des médecins, des philosophes qui s'occupent de ces questions d'une façon spéciale, le grand public semble aujourd'hui avoir jugé la question et attacher à l'impulsion le cachet de l'*automatisme* comme caractéristique. Dans ces conditions, et surtout dans un pays où règne le suffrage universel, il peut sembler téméraire de vouloir repousser une opinion généralement admise ; nous allons cependant essayer de le faire, soutenu que nous sommes par l'autorité des anciens et d'un certain nombre de modernes dont la compétence en pareille matière ne saurait être niée.

Parmi les philosophes, M. Ribot, dans son livre *Des maladies de la volonté*, admet que tout acte est impulsif. De même M. le D<r> Motet (1), parlant des aliénés varioleux en 1870, note des impulsions consécutives à des hallucinations terrifiantes.

Mainte fois, nous avons entendu notre maître M. le D<r> Bouchereau se servir de cette expression pour qualifier les actes violents de malades hallucinés. Enfin, à chaque instant dans la littérature médicale contemporaine, nous voyons ce terme employé pour désigner des actes parfaitement voulus et raisonnés.

(1) A. Motet, art. HALLUCINATION, *Dictionnaire de médecine et de chirurgie pratiques*, t. XVII, p. 160.

La question est à présent posée ; maintenant que nous avons fourni nos arguments dits d'autorité, donnons les autres arguments qui nous ont déterminé à choisir pour le mot impulsion son sens le plus général contrairement à l'opinion généralement reçue. Nos raisons sont de deux ordres ; ce sont :

1° Le peu d'importance de la catégorie des impulsions automatiques qui ne sont pas pathognomoniques d'une entité morbide spéciale ;

2° La difficulté de trouver des limites à cette variété d'impulsions, d'en indiquer la caractéristique ; en un mot de la définir.

I. En pathologie mentale, l'importance des impulsions dites automatiques, instinctives, involontaires, etc., a été très diversement appréciée.

Pour quelques auteurs, les dégénérés seuls ont de ces impulsions spéciales. Chez un malade, les antécédents personnels ou héréditaires, fussent-ils complètement muets, l'existence d'une de ces impulsions permettrait d'affirmer que l'on est en présence d'un cas de dégénérescence. A moins d'admettre (ce qui nous paraît difficile) que l'immense majorité des aliénés, des nerveux et même des gens réputés bien portants, doive être rangée sous cette terrible étiquette de dégénérés, nous ne pouvons accepter cette manière de voir.

Les impulsions automatiques ne nous semblent pathognomoniques d'aucune entité morbide spéciale ; elles peuvent être constatées non seulement chez des malades, mais encore chez des personnes à l'état de santé.

Les impulsions instinctives qu'éprouvait Arago quand il venait de terminer un cours sont connues de tout le monde. Cet incomparable savant, ce vulgarisateur si clair, si précis dans l'exposition de faits obscurs et difficiles à étudier, ressentait alors des tentations de battre, de frapper, de mordre les indifférents qu'il croisait sur sa route; c'était un véritable phénomène de décharge après une tension d'esprit prolongée; mais la volonté, le pouvoir d'arrêt étaient chez lui suffisants pour empêcher la réalisation de ces tendances involontaires et insensées. On objectera peut-être que cet exemple est mal choisi. Arago en effet, d'après la théorie de Moreau de Tours, ne peut rentrer dans la catégorie des gens bien équilibrés, bien pondérés; étant un homme de génie, c'est en même temps un aliéné. A cela nous répondrons en en appelant à notre contradicteur lui-même. Qui de nous, en effet, dans une réunion n'a ressenti de ces antipathies instinctives que l'éducation nous aide à combattre? Telle personne que pourtant nous n'avions jamais vue, nous est au premier abord si désagréable que nous commençons à la contrecarrer, à la contredire, quitte à revenir plus tard sur notre impression première. Et nous croyons ce fait si vulgaire, si humain, que nous admettons sans conteste que celui qui n'a éprouvé de ces impulsions nous traite de dégénéré !

Les actes impulsifs de la colère sont trop connus pour que nous nous y arrêtions; c'est, a-t-on dit, une courte folie dont les violences semblent bien être la conséquence chez tous d'une force intérieure irrésistible, instinctive, sur la quelle volonté et raison cessent à un moment donné d'avoir de la prise.

Pendant la grossesse, après l'accouchement, dans l'état puerpéral, la plupart des femmes présentent de ces impulsions étranges (ce qui nous expliquerait à la rigueur notre dégénérescence à tous). Évidemment la grossesse n'est parfois que le prétexte invoqué pour excuser un acte délictueux; évidemment aussi quelques-unes de ces impulsions doivent être rattachées à l'aliénation mentale; mais ces faits si connus de perversion des penchants, d'envies monstrueuses ou simplement ridicules chez des femmes indemnes dans le passé comme dans l'avenir de toute trace de folie, ne sont-ils pas là pour attester encore une fois la possibilité d'impulsions instinctives dans un état particulier, il est vrai, mais complètement physiologique. Et ces impulsions irrésistibles sont d'une connaissance si vulgaire que chaque jour des ordonnances de non-lieu sont rendues pour des vols commis par des femmes enceintes.

Quant aux infanticides, quel est l'avocat qui, dans le cours de sa carrière, n'a obtenu un acquittement en citant chez les nouvelles accouchées ces impulsions meurtrières, si bien décrites par Griesinger, Marcé, Mattei, Klug, Nœgelé, etc.?

La suite de ce travail tend à établir qu'il existe toutes les variétés d'impulsions dans la paralysie générale.

Nous ne décrirons pas non plus les impulsions si fréquentes dans l'alcoolisme, dans l'hystérie, dans l'épilepsie, etc..., tous nos livres classiques signalent longuement ces faits.

Au début de presque toutes les formes d'aliénation mentale, dit M. Foville dans sa « Folie instinctive », du dic-

tionnaire Jaccoud, on constate des impulsions automatiques, irréfléchies, sans motifs plausibles, à commettre
des actes bizarres. C'est cet état particulier de l'esprit que
Berthier a proposé de caractériser du nom d'æsthésioma-
nie.

Y a-t-il des impulsions automatiques chez le maniaque,
chez l'idiot, chez le dément ?

Comme ces malades, par la nature même de leur trouble
mental, sont dans l'impossibilité de nous indiquer ce qui se
passe en eux au moment où ils se livrent à des actes répréhensibles, nous ne pouvons affirmer ni la présence ni
l'absence chez eux de la catégorie d'impulsions que nous
étudions.

En résumé ces impulsions spéciales existent dans presque toutes les formes mentales décrites et même à l'état de
santé. Elles ne sont donc pas pathognomoniques d'une entité
morbide et par suite leur importance, à notre avis, est trop
relative pour appauvrir notre langue en restreignant le sens
général d'un mot ; d'autant plus que, pour nous, cette classe
est purement artificielle, formée de faits qui sont mal connus au point de vue pathogénique et qui diminueront au
fur et à mesure que nous observerons mieux les malades.

C'est ce que nous allons maintenant essayer de prouver.

II. Les impulsions automatiques (1) inconscientes, in-

(1) Nous préférons l'expression équivalente d'impulsion automae
tique à celle d'impulsion instinctive, ne pouvant admettre (ce qui
laisserait croire cette terminologie) que l'homme naisse avec des
penchants naturels à l'homicide, au suicide, au vol, etc.

volontaires, irrésistibles, forment une catégorie de faits difficiles à délimiter.

La raison en est dans l'axiome bien connu : *natura non
facit saltus* qui, ici plus que partout ailleurs, va se trouver
vérifié. Cherchons en effet le qualificatif pouvant caractériser cette intéressante variété d'impulsions.

a) Impulsions automatiques. — Les phénomènes dits de
suggestion vont nous servir à établir la transition entre
l'acte impulsif automatique et l'acte délirant de l'halluciné.

Dans un travail publié dans le seizième numéro des *Ar-
chives ne neurologie*, M. Feré raconte le fait suivant observé
dans le service de M. le professeur Charcot (1):

On hypnotise une hystérique et on lui ordonne entre
autres choses d'aller à son réveil embrasser un crâne dont
cette malade a la plus grande horreur à l'état de veille.
Réveillée, la malade obéit de suite aux ordres reçus ; puis,
si on lui demande la raison de cet acte si étrange de sa
part, elle explique qu'elle a dû, malgré sa répugnance,
obéir à l'idée qui lui est venue tout à coup d'aller embrasser ce crâne.

Des résultats analogues ont été obtenus par M. Liégeois (2), qui serait même arrivé dans l'état de veille à
suggérer à une jeune fille hystérique l'idée de tirer un coup
de pistolet sur sa mère qu'elle aime tendrement.

(1) Ch. Feré, *Les hypnotiques hystériques considérées comme sujet
d'expérience en médecine mentale.*
(2) G. Liégeois, *De la suggestion hypnotique dans ses rapports avec
le droit civil et le droit criminel,* 1884.

Ces cas ne sont-ils pas éminemment comparables aux cas de folie homicide relatés partout ; pour les deux malades la cause déterminante de l'acte impulsif reste inconnue, et l'impulsion doit paraître automatique ; la seule différence est que dans le premier cas le médecin connaît la cause de l'impulsion (volonté du magnétiseur), tandis que dans le second, il l'ignore absolument.

Prenons l'halluciné à qui une voix répète ce mot : « Tue. » Ce malade résiste d'abord ; peu à peu cependant sa volonté faiblit ; subjugué, il finit par obéir par le même processus que l'hypnotique ; cette fois-ci cependant il n'y a même plus d'automatisme pour le malade qui a conscience d'avoir reçu un ordre et d'y avoir obéi.

Il nous paraît difficile de trouver trois faits plus juxtaposables. Mais, nous dira-t-on, dans le premier cas, l'acte impulsif est automatique ; dans le second, il paraît automatique à la malade, mais il est motivé enfin dans le troisième, il est motivé même pour le malade.

A cela nous répondrons que nous ne croyons pas aux impulsions automatiques ; pour nous, il n'y a pas plus d'impulsions non motivées qu'il n'y a d'effets sans causes. Condillac a dit : *Nihil est in intellectu quod non prius fuerit in sensu,* et cette phrase semble avoir été écrite pour répondre à ceux qui admettraient des impulsions non motivées. Evidemment toutes nos déterminations ont un mobile qu peut être connu ou inconnu de nous, autrement dit nos impulsions peuvent être conscientes ou inconscientes, mais elles ne sont jamais automatiques. Si le mobile qui nous pousse nous échappe, ce n'est pas une raison pour nier son existence. Ajoutons qu'une classe d'impulsions automatiques forme un *caput mortuum* dans lequel on range tous les faits mal connus. C'est notre ignorance des causes qui a créé cette division appelée, espérons-le, à disparaître demain.

Ainsi, avant la découverte de Budge d'un centre génito-spinal dans la moelle lombaire, les impulsions à commettre des excès génésiques étaient expliquées par l'exagération d'un penchant naturel, rentraient par suite dans la catégorie des impulsions instinctives. Aujourd'hui, il n'en est plus ainsi, on sait que parfois des troubles dans la circulation de cette partie de la moelle suffisent à produire de l'excitation sexuelle ; la cause déterminante est donc interprétée, l'impulsion est devenue motivée.

L'automatisme doit donc être écarté comme caractéristique des impulsions dites des dégénérés. Disons, d'ailleurs, que parfois l'impulsion automatique semble appeler l'hallucination. Dans une observation remarquable que nous empruntons à M. le Dr Baume (1), nous trouvons l'histoire d'un impulsif incendiaire qui raconte ainsi les raisons qui l'ont amené deux fois à mettre le feu :

« Depuis quinze jours, raconte-t-il, je souffrais de la tête, je ne dormais pas, j'étais terrifié de l'idée du feu. Une suggestion intérieure prenant peu à peu la forme d'une voix m'a dit : « Imbécile, tâche de mettre le feu et tu seras guéri. » J'ai alors mis le feu et, quand la flamme s'est élevée, j'ai senti un grand soulagement. Mais, quand les travailleurs sont accourus, je me suis caché, puis j'ai fait comme eux pour éteindre le feu. La voix

____

(1) Baume, *Quelques Matériaux apportés à la médecine légale des aliénés* (*Ann. méd.-psych.*, 6e série, t. VI ; novembre 1881, p. 461).

mystérieuse m'a alors traité de lâche et m'a ordonné de mettre encore le feu, ce que j'étais en train de faire quand on m'a découvert. »

Ainsi d'abord l'impulsion a été automatique, puis motivée par une hallucination. Dans les deux cas, l'acte impulsif était le même et il faudrait réserver le nom d'impulsion au premier phénomène et le refuser au second ! Nous avouons ne pas saisir l'avantage qui en résulterait.

Or donc l'automatisme nous semble insuffisant pour différencier les impulsions de l'halluciné et du dégénéré.

On nous objectera sans doute que ce dernier, comme l'hypnotique, diffère de l'halluciné par la connaissance qu'a celui-ci de la cause déterminante de son action, cause qui reste inconnue aux deux autres malades. Voyons donc si ce caractère de conscience ou d'inconscience peut servir à faire une classe délimitée d'impulsions inconscientes Nous le croyons pas.

b) Impulsions inconscientes. — La conscience de l'impulsion variera d'après l'intelligence du sujet ; or, comme tous les degrés existent de l'idiot à Newton, à quel moment aura-t-on assez d'intelligence pour avoir une impulsion consciente? A partir de quel moment l'impulsion sera-t-elle inconsciente? Il faudra alors éliminer de suite des impulsifs les idiots, les imbéciles qui, comme l'assassin d'Alton (1), par exemple, tuent parce que c'est bon et chaud, ou ne peuvent expliquer le mobile de leurs actes.

La cause déterminante de nos actes ne nous échappe pas seulement par défaut d'analyse; elle nous échappe aussi

(1) Maudsly : *Crime et Folie*, p. 150.

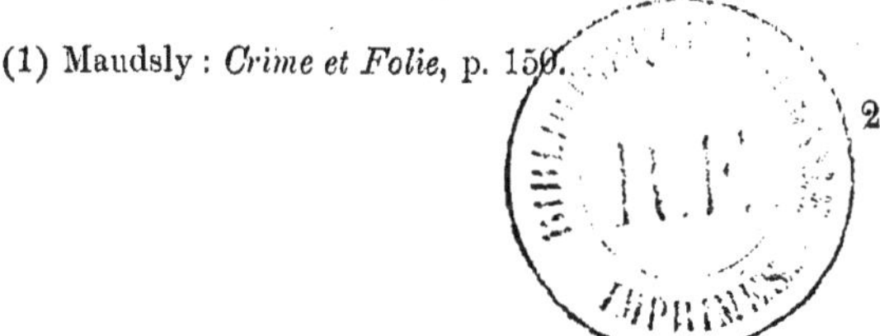

2

par la lenteur de cette analyse. Combien en effet d'impulsions sont inconscientes au moment de leur production, sont automatiques, croirait-on à première vue, qui en somme résultent, si on les examine de plus près, d'une éducation première, d'un raisonnement antérieur. Ainsi une personne reçoit un soufflet d'un aliéné. Instinctivement elle le lui rend sans avoir eu le temps de réfléchir à l'irresponsabilité de son insulteur, en vertu de cet axiome emmagasiné dans nos cellules cérébrales : qu'un soufflet ne se garde pas.

Voilà un cas d'impulsion inconsciente avec exécution immédiate.

Prenons un autre exemple d'impulsion inconsciente où l'analyse de la cause déterminante de l'impulsion ne se fait pas, mais où la raison, la volonté ont le temps de faire agir leur puissance d'arrêt. Les impulsions physiologiques dont nous avons déjà parlé, que nous éprouvons contre des inconnus, bien qu'au moment de leur production elles nous paraissent automatiques, finissent pourtant (si on les étudie avec soin) par pouvoir être interprétées. Ici c'était une ressemblance vague avec une personne hostile, là un geste disgracieux ou un son de voix peu harmonieux qui nous avaient choqué tout d'abord. Combien d'ailleurs d'impressions sont perçues par nos sens, réagissent sur nos mouvements sans arriver à notre entendement.

Ne nous arrive-t-il pas en effet, à chaque instant, de faire deux choses à la fois, de monter à cheval, par exemple, et de réfléchir à un tout autre sujet ; et pourtant l'équitation exige une série d'actes qui sont adaptés mais inconscients, résultat d'une habitude précédemment acquise et qui par suite ont été autrefois très réfléchis.

Revenons à notre sujet et précisons-le : une impulsion sera inconsciente quand sa cause échappera au moment de sa production. Or il est deux espèces de causes : la cause occasionnelle et la cause déterminante ; celle-ci reste le plus souvent inconnue dans les cas d'impulsions involontaires. Il n'en est pas de même de la cause occasionnelle.

Partout en effet on cite des cas d'impulsions inconscientes où la vue d'un couteau, d'une arme, a éveillé l'impulsion à l'homicide, au suicide. Un malade aperçoit un enfant sur le parapet d'un pont, et il a l'envie de le précipiter dans le fleuve. Dans l'année qui suivit le procès d'Henriette Cormier (1825), il y eut quatre cas d'impulsions à l'infanticide et un d'impulsion à l'homicide recueillis par Esquirol et dus au retentissement donné à cette cause célèbre.

Qui ne connaît l'importance des faits divers des journaux au point de vue des crimes et des suicides. Westphall (1) a noté que la terreur de commettre un acte y conduit invinciblement ; c'est là le mécanisme du vertige et de l'attraction produite par les précipices. On commence, a dit Morel, par avoir envie de voir du sang et on en arrive peu à peu à l'idée de tuer soi-même. Aussi cet auteur se refuse-t-il, en plusieurs endroits de son livre (2), à admettre ce quelque chose indéfinissable, cet instinct aveugle qui porte à tuer, invoqué par Aubanel pour interpréter ces actes impulsifs.

Ainsi donc, souvent la cause occasionnelle de l'impulsion involontaire est connue du malade au moment de sa production ; or, que de fois la cause occasionnelle est-elle liée

---

(1) Westphall, *Ueber Zwangsvorstellungen.* Berlin, 1877.
(2) Morel, *Traité des maladies mentales.* 1880, p. 405, 407, 418, 425.

étroitement à la cause déterminante. Par exemple, dans les cas d'impulsions au suicide par imitation, il est bien difficile de faire la part de l'une et de l'autre. L'inconscience de l'impulsion, même au moment de sa production, n'est donc, pas plus que l'automatisme, une caractéristique.

c) Impulsions involontaires. — Dira-t-on que le dégénéré seul a des impulsions involontaires ? non, certainement. L'halluciné qui obéit à un ordre n'a pas plus voulu l'ébranlement cérébral qui chez lui aboutit à l'homicide, que l'hypnotique ou l'impulsif vrai. Nul de nous n'a de l'influence sur la production de ses désirs ; notre volonté n'entre en jeu que pour les satisfaire ou y résister ; autrement dit il n'y a pas d'impulsion volontaire ; seul l'acte impulsif peut être volontaire ou involontaire. D'ailleurs une chose involontaire est une chose ni désirée, ni réfléchie, ni raisonnée ; on voit par là combien il est difficile de séparer la volonté de l'intelligence, par suite les impulsions involontaires des inconscientes. Il nous semble dès lors complètement inutile de reprendre la discussion qui vient d'être faite à ce sujet.

d) Impulsions irrésistibles. — Il nous reste à étudier les impulsions au point de vue de leur intensité ; ici encore on chercherait en vain une caractéristique de l'impulsion qui peut être faible, forte ou irrésistible. Dans le célèbre cas cité par M. Billod (1) où le malade voulait mais ne pouvait accomplir ses volontés, l'impulsion existait, mais si faible qu'elle était impuissante à produire un mouvement. A un degré plus élevé, nos impulsions donneront lieu à des

(1) Ribot, *Des maladies de la volonté.*

actes ; mais ceux-ci pourront être discutés par notre raison et empêchés par notre volonté.

Pour une même impulsion comme intensité, l'effet variera suivant l'intelligence des individus. Plus celle-ci sera développée ; plus le pouvoir d'arrêt de la volonté et la force d'interférence sur les centres moteurs seront énergiques. L'idiot, le dément succomberont à une impulsion faible ; chez eux l'impulsion sera immédiatement suivie d'effet ; au contraire le malade qu'autrefois on nommait monomaniaque instinctif, dont le délire sera presque nul, aura horreur de l'acte qu'il se sentira poussé à commettre. Longtemps il pourra résister à la suggestion qui l'obsède. S'il s'aperçoit que sa volonté va être trop faible, il se fera attacher, il s'expatriera (1), se fera enfermer dans un asile (cas de Glenadel), aura même l'horrible courage de s'amputer le bras pour ne pas succomber au désir qui le poursuit. Enfin l'intensité de l'impulsion sera-t-elle irrésistible ; alors le malade y succombera ; bien mieux il combinera avec une rare sagacité les moyens d'arriver à son but (cas d'Henriette Cormier) ; puis une fois l'acte perpétré, quoique comprenant l'horreur, l'énormité du crime commis, il éprouvera une sorte de décharge, de soulagement ; il restera indifférent au milieu du désespoir général ; il n'aura pas de remords et s'excusera par ces simples mots : « J'y ai été forcé. »

Nous voici au bout de cette trop longue discussion. Quelle conclusion en tirerons-nous ? C'est que :

1° Il n'existe pas d'impulsions automatiques. Cette

(1) Calmeil. *Traité des maladies inflammatoires du cerveau.*

classe qu'il faut pourtant conserver tant que durera notre ignorance est un *caput mortuum* où nous rangeons tous les faits mal connus.

2° Toutes les variétés d'impulsions sont involontaires.

3° Le degré de conscience ou d'intensité de l'impulsion n'est pas une caractéristique suffisante pour délimiter une variété d'impulsions.

4° L'importance des impulsions automatiques est insignifiante puisque ces impulsions ne sont pas pathognomoniques d'une entité morbide et existent à l'état de santé comme à l'état de maladie.

En conséquence, nous nous croyons autorisé à nous servir du mot impulsion dans son sens le plus général. Aussi dans ce qui va suivre, ce terme va se trouver employé pour désigner aussi bien les actes qui sont la conséquence d'une cause inconnue que ceux qui résultent soit d'une idée délirante, soit d'une hallucination.

CHAPITRE II

DES IMPULSIONS DANS LA PARALYSIE GÉNÉRALE

Bayle décrivant la paralysie générale y a séparé trois périodes distinctes : une de monomanie, la seconde de manie, la troisième de démence. Cette division quoique artificielle reproduit si exactement le tableau clinique de la grande majorité des cas, qu'elle a persisté jusqu'à nos jours. Nous allons l'utiliser dans notre étude pour parcourir d'une manière complète le cycle entier de cette curieuse maladie. Nous scinderons donc notre sujet, nous diviserons le chemin à franchir en trois étapes correspondantes aux périodes de début, d'état et de déclin de la paralysie générale.

1° *Période de début.*

La première période de la périencéphalite chronique est si riche en impulsions qu'elle avait reçu de Bayle le nom caractéristique de période monomaniaque. Tous les auteurs qui ont écrit sur la paralysie générale ont insisté sur ce point. En particulier, le mémoire de Brierre de Boismont (1)

(1) Brierre de Boismont : *Perversion des facultés morales et affectives dans les prodromes de la paralysie générale (Ann. hyg. et méd. lég.*, t. XIV, 1860, p. 405).

lu à l'Académie des sciences le 24 septembre 1860 et la thèse de Darde (1) écrite à l'admission de Sainte-Anne en 1874 ont établi, mieux que nous ne saurions le faire, toute l'importance du délire des actes dans ce stade de début, baptisé pour cela même du nom de « période médico-légale »; nous allons cependant nous y arrêter un instant pour discuter la pathogénie de ces actes.

a) Les impulsions automatiques vraies, c'est-à-dire celles dont la cause nous échappe, sont relativement rares comparées aux autres. Nous en trouvons cependant un exemple dans un livre du Dr Dagonet (2) où est cité le cas d'un malade dominé par l'idée d'étrangler son enfant pour lequel il éprouve la plus vive affection. Pour se soustraire à cette funeste obsession, il ne trouve d'autre moyen que de fuir, de se sauver loin de chez lui. Quelques jours après, le délire ambitieux caractéristique de la paralysie générale se manifeste dans tout son développement : le malade est riche, il a des chevaux, des équipages, il va changer la forme du gouvernement, marier les prêtres, etc.

Certains vols, quelques homicides ou suicides sont certainement commis également sous l'influence d'impulsions aveugles ; mais nous ne croyons pas que tel soit le mécanisme le plus habituel de ces actes. Nous y reviendrons dans un instant.

A côté de ces faits, viennent les excès génésiques commis par les paralytiques généraux. Notre première observation en est un bel exemple. Tandis que la majorité des

(1) Darde : *Du délire des actes dans la paralysie générale.* 1874.
(2) Dagonet, *Folie impulsive,* 1870, p. 27.

paralytiques généraux éprouve plutôt de l'amoindrissement du pouvoir génésique, quelques-uns, au contraire,
sont pris de besoins irrésistibles qui les poussent aux derniers excès. Nous ne pouvons voir là qu'une différence de
localisation de lésions. Si le centre génito-spinal de Budge
reste indemne, le paralytique général pourra dans sa van-
tardise, sa satisfaction de lui-même, se targuer d'un pouvoir génésique remarquable ; mais il s'en tiendra habituellement aux paroles ; si, au contraire, la moelle lombaire est
le siège d'une irritation quelconque, de la formation de
tissu conjonctif, alors, on aura du priapisme chez l'homme,
de la nymphomanie chez la femme. On en trouvera trois
exemples relatés dans les observations IX, X, XI de la
thèse de Darde. Dans son article Nymphomanie du *Dictionnaire encyclopédique des sciences médicales*, M. Bouchereau rappporte le fait d'une dame appartenant au
meilleur monde, mère d'une charmante famille et qui, sous
l'influence d'une paralysie générale commençante, s'était
livrée à la débauche la plus effrénée, à la plus basse prosti-
tution.

Dans notre première Observation, nous voyons que tout
obstacle à la satisfaction de ces besoins génésiques don-
nait lieu à des impulsions violentes ; nous allons voir que
la même raison peut donner lieu à des impulsions paraissant instinctives. Nous tenons du Dr Bouchereau le fait
suivant : Un paralytique général à la période de début se
réveille une nuit avec une impulsion violente à tuer sa
femme. Il y résiste ; interrogé sur les causes possibles de
cette impulsion, il n'en peut donner aucune ; mais sa
femme raconte alors que poursuivie sans trêve par son

mari possédé d'appétits vénériens insatiables, elle a dû lui résister, lui déclarer qu'elle l'abandonnerait s'il ne mettait un frein à ses ardeurs.

b) Les homicides, les cas de suicide, d'incendies, de vols dus à des paralytiques généraux, nous semblent devoir rentrer dans une deuxième catégorie de faits. Darde soutient pourtant (1) que les motifs de ces actions ne sont pas raisonnés. « Les idées hypochondriaques ou le délire de « persécution, dit-il, sont seulement des manières d'être « qui favorisent ces actes. »

Nous voulons bien l'admettre pour quelques cas rares, mais, en général, la cause tant du suicide que de l'homicide nous semble devoir être trouvée dans les idées délirantes. L'acte est raisonné, mal sans doute, mais en réalité il n'est pas instinctif.

Darde ne cite-t-il pas lui-même un paralytique qui va se mettre devant une locomotive croyant pouvoir l'arrêter ; ne parle-t-il pas un peu plus loin (Obs. XXII) d'un père qui propose à sa femme de tuer son enfant pour l'empêcher de devenir fou.

A. Voisin (2) a rapporté l'histoire d'une malade qui voulait jeter sa petite fille par la fenêtre en lui disant : « Va-t'en au ciel. »

Trélat raconte le fait d'un paralytique général qui se croyait le pouvoir d'arrêter les progrès d'un incendie par sa seule volonté (3) et qui, alors, n'hésitait pas à mettre le feu, etc., etc.

(1) Darde, *loco citato,* p. 33.
(2) A. Voisin, *Traité de la paralysie générale*, p. 85.
(3) Trélat, *Ann. méd.-psych.*, 1855, 3ᵉ série, t. I.

Souvent d'ailleurs, grâce à l'état de déchéance intellectuelle du paralytique général, il est impossible de connaître
la cause de ses impulsions ; c'est ce qui nous est arrivé
avec la malade citée dans notre huitième observation : sur-
prise par son mari en train d'essayer d'étrangler son bébé
qu'elle adorait.

Pour en finir avec les impulsions au suicide, disons que
ces actes sont parfois, mais rarement, la conséquence d'hallucinations ; ce qui est plus fréquent, c'est de les voir en
rapport avec de l'alcoolisme. M. le docteur Sauton (1) en
cite un bel exemple dans sa thèse (Obs. IV).

Quant aux vols, ils peuvent être le résultat d'impulsions
inconscientes mais le plus souvent ils nous semblent dus
à des idées délirantes.

C'est l'opinion de Darde contre laquelle le D\u1d63 Saury s'est
élevé dans son travail inaugural. « Ce n'est pas, dit-il, une
« idée de possession, de grandeur, qui pousse le malade au
« vol ; le paralytique vole parce qu'il ne sait pas ce qu'il
« fait (2). »

Cependant, dans leur délire de satisfaction, les malades ne
sont-ils pas persuadés qu'ils sont immensément riches, que
tout leur appartient. De là à prendre des objets qui excitent leur convoitise, il n'y a qu'un pas, d'autant plus facile
à franchir que leur sens moral est complètement annihilé,
qu'ils n'ont plus conscience du bien d'autrui et que se
croyant tout-puissants ils se figurent imperturbablement
avoir le droit de faire toutes leurs volontés.

Ne voyons-nous pas en effet notre malade de l'Observa-

(1) Sauton, *Hérédité dans la paralysie générale*, 1883.
(2) Saury, *Troubles intellectuels dans la paralysie générale*, 1879.

tion V expliquer la possession de la clef qu'elle a volée en disant que cet objet lui appartenait. Tout le monde ne connaît-il pas l'histoire de ce paralytique qui, trouvant une barrique sur la voie publique, va chercher des sergents de ville pour l'aider à la rouler chez lui et ceux-ci d'accepter sans se douter qu'ils se rendaient complices d'un vol. Nous n'insisterons pas davantage sur ces faits ; nous tenons cependant à dire que l'on a donné comme caractéristique de toutes ces impulsions la manière absurde dont elles étaient conçues, expliquées et exécutées ; déjà, en un mot, tous les actes seraient frappés du sceau de l'affaiblissement intellectuel, et plus nous allons avancer dans cette étude, plus nous verrons la démence couvrir de son voile toute la scène.

Les impulsions sous la dépendance d'idées délirantes ne seraient pas complètement passées en revue si nous ne parlions des impulsions de la colère. Tous les médecins qui ont observé des paralytiques savent combien la maladie rend irritables ceux-là mêmes qui, avant le début de l'affection, étaient les plus calmes, les moins irascibles. La moindre observation, le plus petit obstacle à leurs volontés donnent lieu à des colères terribles, à des actes violents qui transforment le paralytique général en tyran domestique et forcent les familles à réclamer son internement.

Terminons enfin l'énumération des impulsions liées au délire en parlant des actes bizarres, des excès de boissons, des dépenses folles, des dons inconsidérés des paralytiques généraux. M. le Dr Régis a bien étudié ces faits en traitant de l'exaltation fonctionnelle à cette période (1).

(1) Régis : *De la dynamie au début de la paralysie générale*, in *Ann. méd.-psych.* de septembre 1879, p. 310.

Le malade se croyant fort, puissant, riche, veut faire grand. Son orgueil, a dit M. le Dr Christian, est la déterminante de toutes ses actions (1); son altruisme n'est qu'apparent, qu'extérieur ; le plus monstrueux égoïsme se retrouve au fond de tous ses actes.

c). Quant à la troisième variété d'impulsions, c'est-à-dire celle qui est liée à des hallucinations, à des illusions, à des troubles mal interprétés de la sensibilité générale, nous la croyons excessivement rare au stade de début. D'ailleurs à cette période, habituellement le malade est encore au milieu des siens ; il tombe moins directement sous l'observation de son médecin et ses hallucinations peuvent passer inaperçues. En conséquence nous ne nierons ni n'affirmerons l'existence de cette classe d'impulsions. Nous avouerons seulement n'en avoir jamais observé à cette période de la périencéphalite chronique (notre observation XIV ne nous paraissant pas assez concluante pour nous prononcer dans un sens ou dans un autre).

2° *Période d'état.*

Les impulsions de la période d'état de la paralysie générale ont été moins bien étudiées que les précédentes. On sait qu'à ce moment la maladie peut revêtir deux types principaux : le type maniaque ou le type mélancolique.

Quand Calmeil a dû décrire les accès de manie de la périencéphalite chronique il s'est arrêté en disant, « qu'il

---

(1) Christian : *Des difficultés que présente le diagnostic de la paralysie générale*, in *Ann. méd.-psych.*, 1884, t. XI et XII.

était inutile de reproduire tous les traits de la manie ». On
pourrait dire la même chose des accès de mélancolie (1).
Hâtons-nous de dire que ces deux formes peuvent exister
chez le même malade à diverses périodes ou même se suc-
céder avec une régularité remarquable.

Le délire offre un curieux mélange d'idées de richesses,
de grandeur, de persécution, d'hypochondrie, etc.

M. le Dʳ J. Falret dans son travail inaugural (2) a
établi que la caractéristique du délire des paralytiques
généraux est « que leurs conceptions sont multiples,
mobiles, non motivées, contradictoires entre elles ». On
verra plus loin que sous l'influence des hallucinations le
délire pourra prendre parfois un certain degré de systématisation; mais toujours la démence lui imprimera son cachet particulier.

Les hallucinations de la paralysie générale ont été très
diversement jugées. On en trouvera une excellente étude
dans la thèse de Girma (3). Tandis que Happert, Fournier,
Thomeuf les nient, que Simon, Dagonet, Krafft-Ebing,
Marcé les disent rares, que Ball les croit moins fréquentes
que chez les autres aliénés ; Motet, Luys, Brierre de Boismont, Voisin les jugent fréquentes et Foville admet qu'elles
sont la règle à la période d'état. Faut-il admettre avec
Trélat que les auteurs qui ont nié ces hallucinations avaient
mal observé leurs malades (4)? Nous ne le croyons pas. Sui-

(1) Baillarger, *De la folie paralytique.* 1883, p. 15.
(2) J. Falret, *Recherches sur la folie paralytique.* 1859, p. 62.
(3) Girma, *Hallucinations dans la paralysie générale.* 1880.
(4) Trélat, *Etude sur la paralysie générale*, in *Ann. méd.-psych.*, 1855,
t. I, p. 244.

vant M. le Dr Bouchereau, les paralytiques généraux avec des hallucinations forment des séries ; pendant plusieurs années on peut rester sans en voir ; puis au contraire un grand nombre de cas se présentent en même temps ; cela expliquerait les diverses manières de voir des observateurs. On nous reprochera peut-être la digression qui précède ; nous l'avons crue utile à cause de l'importance des impulsions hallucinatoires à cette période de la périencéphalite chronique.

a) Les impulsions instinctives existent assez fréquemment au stade d'état de la paralysie générale. Nos observations III, IV et XI en offrent des exemples. Tout d'un coup et comme mû par un ressort le malade se dresse et frappe la première personne venue. Dans la période maniaque les actes impulsifs semblent aussi avoir le caractère de l'automatisme ; en est-il en réalité ainsi ? Nous avouons n'en rien savoir. On a dit que pour le maniaque : concevoir, se déterminer et agir formaient une seule et même opération de l'esprit : ce qui expliquerait la soudaineté des actes impulsifs, et la rapidité de leur succession. En réalité on en est réduit à faire à ce sujet des conjectures ; les malades redevenus plus calmes nous ayant toujours dit ne plus se rappeler la cause déterminante de leurs violences passées et souvent ces violences elles-mêmes. L'excitation génésique (Obs. IV) peut encore à cette période pousser le malade à des excès répétés.

b) Les impulsions dues à des idées délirantes sont mieux connues et plus faciles à étudier que les précédentes Souvent la malade se fâche ; mais ses colères ne sont plus suivies d'aussi terribles scènes qu'à la période de début. Cependant notre observation VI montre une malade, quoique déjà à un état avancé, n'hésitant pas à frapper quand elle voit faire une chose qui lui déplaît, et ne proportionnant nullement la peine à la grandeur du délit. Les impulsions au vol continuent à ce moment ; le paralytique général prend tout ce qui lui convient, il remplit ses poches des articles les plus disparates, simplement parce qu'il a envie de ces objets et que, redevenu enfant, il trouve tout naturel de prendre ce qui le tente.

Nos observations II et III nous offrent des exemples remarquables d'impulsions dues à des idées délirantes. Notre premier malade désirant sortir, se figure qu'il n'obtiendra sa liberté qu'en tuant le médecin ; il essaye à diverses reprises et conserve cette idée et ces impulsions pendant plus d'un mois ; la seconde malade, irritée que l'interne ne veuille pas faire ses commissions à M. Grévy, médite astucieusement un projet de vengeance, l'annonce et l'exécute après avoir pris soin d'en assurer l'exécution de son mieux, comme dans l'exemple précité. Chez ces deux malades on trouve la mobilité d'esprit signalée par M. Falret ; un instant après la violence, ils ont tout oublié. Cependant nous tenons à insister sur la ténacité de ces impulsions, sur leur reproduction à diverses reprises, sur l'intelligence employée à leur réussite ; car ces faits que nous n'avons vus signalés nulle part, sont en contradiction avec ces quelques lignes de M. le docteur Falret (1) : « Si les paralytiques ne rencontrent pas d'obstacles, ils arrivent à

---

(1) Falret, *Folie raisonnante* (*Ann. méd.-psych.*, 1856, t. III, p. 401).

« leur but, mais la persévérance manque à leur activité
« et si le temps est nécessaire pour la réalisation d'une
« idée, ils l'abandonnent bientôt pour en prendre une
« autre. »

De même, M. le Dr Laprée, dans son travail inaugural (1) conclut en disant « qu'à la deuxième période l'affai-
« blissement intellectuel est trop grand pour permettre à
« un paralytique général de tuer », conclusions que viennent contredire les deux faits que nous venons de citer.

Enfin, si nous rapprochons de ces deux cas, l'observation X, nous trouvons là encore un nouvel exemple d'idées
délirantes ayant persisté pendant toute la durée de la maladie, ayant en un mot un caractère de systématisation
rare signalé dans la démence paralytique.

(c) La variété des impulsions en rapport avec les hallucinations, les illusions et les troubles de la sensibilité générale, peut se rencontrer assez fréquemment à la période
d'état de la périencéphalite chronique. M. le Dr Foville,
dans son article *Paralysie générale* du dictionnaire Jaccoud, cite (p. 102) le cas d'un paralytique général en proie
à une stupeur profonde (impulsion avec effet négatif) en
rapport avec des hallucinations terrifiantes, et un peu plus
loin il cite le cas d'une paralytique mélancolique, désespé-
rée par des troubles de la sensibilité générale et faisant à
ce propos des tentatives de suicide (p. 114).

Girma, dans les conclusions de sa thèse, dit que les hallucinations sont quelquefois suivies d'impulsions ; et à

(1) B. Laprée, *De quelques formes insolites du délire au début de la paralysie générale.* 1876.

3

l'appui de son dire il cite (Obs. IV) un avoué sans tare héréditaire ni alcoolique qui entend une voix lui ordonnant de tuer sa belle-sœur et qui essaye d'obéir ; et (Obs. VI) un capitaine de douanes chez lequel également on ne trouve ni hérédité ni alcoolisme et qui entend et voit des femmes qui l'insultent et le volent : « Ces femmes ! crie-t-il, ces putains, je les tuerai. »

Dans leur article *Paralysie générale* du dictionnaire Dechambre, MM. Christian et Ritti (p. 746) signalent le fait d'un paralytique général non alcoolique qui se jette sur un gardien qu'il voit couché avec sa femme. Un instant après il voit sa femme derrière les fenêtres et brise les vitres pour pouvoir l'embrasser. Il entend sa femme l'appeler, elle l'engage à rejoindre son domicile ; en même temps il entend la voix de ses amis et leur répond. Il est gêné par une odeur de camphre et se bouche les narines... etc.

Nous ne continuerons pas plus longtemps ces citations, renvoyant à nos observations V, VII, VIII, IX, X, XI, XII, XIII, XIV, XV. Nous n'insisterons que sur les observations VIII et XV.

Dans la première, nous voyons une véritable folie sensoriale se produire sous l'influence d'abord des troubles de la sensibilité générale, puis ensuite des hallucinations.

Dans la XVe, nous trouvons un malade qui a, malgré son état avancé de paralysie, assez d'intelligence pour comprendre qu'il est le jouet d'une hallucination de l'ouïe lui ordonnant des choses qu'il sent très blâmables mais qu'il ne peut s'empêcher d'exécuter.

En résumé les impulsions de cette période de la paralysie générale sont parfois aussi nombreuses et aussi variées que celles de la période de début. Les idées délirantes peuvent être très persistantes et systématisées. Les actes en général enfantins peuvent également être le résultat d'une longue préméditation, les hallucinations prennent aussi parfois une énorme influence sur leur détermination ; en un mot on retrouve dans ce stade toutes les variétés d'impulsions des diverses formes mentales, mais toutes sont ici fortement influencées par la démence dans sa marche toujours progressive.

3° *Période de déclin.*

Il nous reste pour terminer cette étude à dire quelques mots des impulsions dans la période terminale de la paralysie générale. Ici nous nous heurtons à une difficulté due à la délimitation factice de ce dernier stade de la maladie. L'entrée à l'asile, l'accès de manie ou de mélancolie avaient servi à séparer la période prodromique de la période d'état. Ici le passage se fait graduellement de la période d'état à celle de déclin. Chaque jour le paralytique général diminue physiquement et intellectuellement ; et le moment où il n'est plus qu'un dément se sent, mais ne se définit pas.

Nous devons donc retrouver à cette période toutes les impulsions de la période précédente ; seulement elles seront plus rares, plus obscures. A ce moment, en effet, le malade n'est plus guère comparable qu'à un idiot ; tombé dans le gâtisme le plus absolu, il est réduit à une immobilité presque complète. En général il reste apathique, indifférent, sans réaction. S'il réagit, son état de démence ne lui permet pas d'expliquer la cause déterminante de ses actes. C'est à peine s'il lui reste assez de force pour se mettre en colère. Le délire semble avoir disparu, à peine reste-t-il sur le visage une vague lueur de satisfaction. L'absence de conceptions domine. Cependant les hallucinations peuvent persister jusqu'à la mort, mais elles n'émeuvent plus guère le malade.

En résumé les impulsions de la troisième période de la paralysie générale, dues soit à la colère, soit à des troubles des diverses sensibilités, sont rares et fugaces. Quelques-unes paraissent automatiques. Toutes sont d'autant plus obscures que le paralytique est plus amoindri, plus dément.

CHAPITRE III

SUR LA THÉORIE DE LA PARALYSIE GÉNÉRALE.

Dans le paragraphe précédent, nous avons étudié les impulsions au cours de la paralysie générale. Il est un certain nombre de faits cliniques où ces impulsions ont manqué. C'est M. le Dr Lunier (1) qui le premier a attiré l'attention sur cette variété sans délire de la périencéphalite chronique où la démence est le seul trouble psychique apparent. On ne tarda pas ensuite à constater l'existence de cas où le délire disparaissait totalement alors que la démence et la paralysie continuaient à suivre leur marche progressive. Bientôt l'étude des rémissions dans la paralysie générale, associée à la connaissance des faits précédents, a conduit un certain nombre d'aliénistes à rejeter la théorie unitaire pour se rallier à une théorie nouvelle, la théorie dualiste.

Dès 1858, M. Baillarger (2) avait essayé de démontrer qu'il y a lieu, dans la forme maniaque de la périencéphalite chronique de distinguer deux maladies différentes :

(1) Lunier, *Recherches sur la paralysie générale progressive*, in *Ann. méd.-psych.*, t. Ier, 1849.

(2) Baillarger, *De la démence paralytique et de la manie avec délire ambitieux*. 1858.

la démence paralytique et la folie congestive. Dans un travail récent (1) cet auteur a repris à nouveau cette intéressante question. Il ne voit plus dans la paralysie générale que deux ordres de symptômes essentiels : la démence et la paralysie, et il admet l'existence d'une folie paralytique spéciale (folie *cum materia*) pouvant ou non compliquer la paralysie générale. Cette manière de voir ne paraît pas avoir rallié la majorité des aliénistes restés en grande partie fidèles à la théorie de Bayle, à la doctrine unitaire. Quelques esprits éminents défendent cependant aujourd'hui la théorie de M. Baillarger.

Pour M. le Dr Magnan la cause du délire dans la paralysie générale serait l'adjonction de la folie comme affection distincte à la périencéphalite chronique. Le délire n'existerait que chez les héréditaires, chez les dégénérés, et cette manifestation bruyante et variée se grefferait sur la démence paralytique dont la marche est lente et uniforme (2).

M. Krafft-Ebing admet l'existence d'états morbides changeants ayant l'aspect de la manie ou de la mélancolie qui se développeraient sur un fond commun : la démence paralytique. De même M. J. Falret admet *actuellement* qu'il y a dans toutes les variétés de la paralysie générale un dessous commun sur lequel viennent se greffer des symptômes variés produisant alors de véritables maladies distinctes. Telles sont les opinions de ces observateurs distingués ; opinions tendant toutes, avec des degrés différents, à renverser la théorie unitaire qui

(1) Baillarger, *Sur la théorie de la paralysie générale*. 1883.
(2) Baillarger, *loco citato*, p. 21.

considère la paralysie générale comme une trilogie formée essentiellement de délire, de démence et de paralysie.

Malgré l'autorité de M. Baillarger, lors de la discussion de 1858 à la Société médico-psychologique, MM. Parchappe, Lasègue, Marcé, J. Falret se déclarèrent partisans résolus de la doctrine de Bayle.

Depuis M. Falret est, nous l'avons vu, revenu sur son opinion première sans cependant se montrer aussi affirmatif que MM. Baillarger et Magnan.

A la dernière discussion sur la théorie de la paralysie générale, M. le Dr Billod a fait à la doctrine dualiste deux objections que nous tenons à reproduire. « Si l'on admet, a-t-il dit, qu'il y ait dans la maladie de Bayle deux maladies, il y aura alors dans le même tissu deux altérations distinctes, l'une pouvant disparaître, l'autre persistante; ce à quoi M. Baillarger a répondu (1) en citant les cas où la folie simple passe à la démence, cas où il y a coexistence d'une lésion organique qui commence avec une lésion nerveuse qui finit. La deuxième objection plus spécieuse est basée sur le caractère si typique du délire du paralytique général. Ceux qui admettent une folie paralytique entité morbide, expliquent par cela même cette spécificité du délire; pour d'autres, au contraire, la raison en devrait être cherchée dans l'association à la vésanie du symptôme démence de la périencéphalite chronique.

Nous voici arrivé au point délicat de notre travail; nous avons exposé les deux théories; il nous faut dire celle qui

____

(1) Baillarger, *loco citato*. 1883, p. 116.

a nos préférences. Notre embarras est d'autant plus grand
que nous avons mieux conscience de notre inexpérience,
et du peu d'étendue de nos connaissances en médecine
mentale. Aussi ne sommes-nous pas un irréconciliable;
nos convictions ne sont pas inébranlables, et nous ne se-
rions pas étonné de trouver avant peu notre chemin de Da-
mas. Jusque-là, nous sommes et nous resterons partisan de
la doctrine unitaire. Voici maintenant les raisons qui nous
ont déterminé à ce choix.

L'association de la démence paralytique à une vésanie
simple ne nous paraît pas rendre compte du délire toujours
si un, si identique à lui-même que l'on observe chez le
paralytique général. Sans parler du délire hypochondriaque,
on sait combien le délire ambitieux (1) de cette forme
mentale diffère de celui du délirant chronique, du dégénéré;
on a dit que le million était sa caractéristique, on le trouve
en effet, dans la bouche de la grande majorité de cette
catégorie de malades. D'autre part, leurs idées de satisfaction ne sont-elles pas aussi pathognomoniques? Est-ce la
démence qui leur fait admirer leur voix, leurs dents, leur
figure, jusqu'à leurs excréments. M. Baillarger a si bien
senti l'importance, la spécificité de ces idées délirantes qu'il
a créé une forme mentale nouvelle, caractérisée en partie
par ce délire même. Il semble qu'il soit possible de se rendre compte sans cela de tous les phénomènes délirants de
la paralysie générale.

Cette maladie est une affection de tout le système

____

(1) L. Fortineau : *Du délire des grandeurs dans la démence paralytique* Paris, 1872.

nerveux et les diverses localisations des lésions sont suffisantes pour expliquer tous les cas que présente la clinique. Qui ne connaît les troubles oculaires du début de la paralysie générale ; et qui a jamais voulu en faire une affection distincte de l'organe de la vision. Nous croyons qu'il en est de même du délire et nous allons essayer de le prouver.

On sait que l'immense majorité des paralytiques éprouvent au début de leur maladie un amoindrissement, une presque abolition de leur pouvoir génésique. D'autres, au contraire, pris de besoins insatiables, se livrent à des excès nombreux ; ces derniers sont essentiellement des spinaux. Leur moelle lombaire subit sans doute au niveau du centre génito-spinal de Budge des troubles vasculaires précédant le travail d'hyperplasie plastique qui va envahir tous les centres nerveux et sous l'influence de ces excitations, le malade réagit et commet les actes délirants que nous avons décrits au chapitre précédent.

De même le délire lié aux troubles de la sensibilité, aux hallucinations, aux illusions nous semble s'expliquer aisément par le seul processus de la prolifération névroglique. En effet que l'on admette la théorie de Luys (1) et de Ritti (2) qui donnent les couches optiques pour siège aux hallucinations, ou bien celle de Tamburini qui localise ces phénomènes dans la substance grise des circonvolutions, dans un cas comme dans l'autre le processus scléreux qui tapisse de granulations épendymaires la sur-

<hr>

(1) Luys, *Traité des maladies mentales*, p. 396.
(2) Ritti, *Traité physiologique de l'hallucination*, p. 46 1875, Paris.

face des couches optiques ou fait adhérer la pie-mère à la
surface cérébrale est là tangible pour expliquer les hallucinations dans la périencéphalite chronique et le délire
qui en est la conséquence (Observation VIII).

Nous sommes, on le voit, partisan résolu de la doctrine des localisations, et cette manière de voir nous semble
expliquer la totalité des faits cliniques ; si on l'admet, les
cas de folie sans délire seront expliqués par un siège spécial des lésions seulement dans les régions motrices ; les
cas de rémission du délire seront interprétés par un arrêt
du travail de prolifération conjonctive ; enfin les cas analogues à celui que nous citons dans notre dernière observation où l'intelligence est restée très nette malgré l'étendue des troubles moteurs et hallucinatoires seront dus au
respect par la sclérose des zones psychiques du malade.

Spéculations que tout cela, dira-t-on. Il ne faudrait pourtant pas croire que l'imagination seule a présidé à l'éclosion de cette théorie. En effet des autopsies ont prouvé
que la périencéphalite chronique peut respecter les lobes
cérébraux antérieurs et se cantonner dans les lobes occi-
pitaux contrairement à ce que l'on constate habituellement. On a pu aussi étudier les localisations des diverses
variétés d'aphasie sur des cerveaux de paralytiques présen-
tant des lésions disséminées et circonscrites ; enfin on
connaît des cas indéniables de paralysie générale consécu-
tive à des scléroses médullaires. La doctrine des localisations dans la paralysie générale semble donc des plus
vraisemblables.

Exagérant cette théorie, que l'on ne nous fasse pas
dire qu'il doive exister un centre pour le délire [ambitieux

et un autre pour le délire mélancolique ; ces deux états si opposés s'expliqueraient, a-t-on dit (1), par de simples troubles vasculaires ; par l'hypérémie ou l'ischémie du cerveau. Nous devons ajouter toutefois que ce sont là de pures conjectures. Le délire hypochondriaque serait dû à des sensations vraies mais mal interprétées, à des troubles de la sensibilité générale ; les idées de persécution seraient sous la dépendance d'hallucinations ; la folie paralytique se trouverait ainsi être tout simplement une folie sensoriale dont la pathogénie se trouverait essentiellement dans le processus même de la périencéphalite chronique.

Peut-on parfois rattacher le délire chez les paralytiques généraux à de l'alcoolisme ? Oui évidemment. On sait en effet que l'alcoolisme a été considéré comme une des causes pouvant contribuer à l'éclosion de la paralysie générale (2), d'autre part, nul n'ignore en outre qu'à la période de début il existe souvent comme symptômes des impulsions à boire ; il n'y a donc rien d'étonnant si l'on trouve au premier stade de la paralysie générale du délire d'origine alcoolique ; mais lorsque plusieurs mois de séquestration (Observation IX) ont permis au paralytique d'éliminer son alcool, il nous semble difficile de ne pas rapporter à la paralysie générale le délire constaté, surtout si l'on a affaire à un malade resté sobre jusqu'au début de son affection (Observation VIII) et n'ayant pas pu par suite emma-

---

(1) Mairet, *De la démence mélancolique.*

(2) Millet. *Influence étiologique de l'alcoolisme dans la paralysie générale.*

gasiner une bien grosse dose de poison. Ces mêmes idées
sont d'ailleurs exprimées dans la thèse de Girma qui
cite des observations où les premières hallucinations
constatées pouvaient être rattachées à l'alcoolisme tandis
que celles qui suivirent devaient être rapportées à la périencéphalite chronique.

Revenons maintenant à la théorie qui relie dans la paralysie générale le délire à l'hérédité. Cette doctrine est
des plus séduisantes; elle expliquerait à merveille les cas
si rares de paralysie sans délire et les cas vulgaires. Elle
nous semble cependant inadmissible. Et d'abord, comment
devons-nous entendre l'hérédité? Si l'on doit faire entrer
en ligne de compte, comme on l'a voulu, et les maladies
mentales et nerveuses et les diverses diathèses, les maladies du fœtus, etc., on arrivera à trouver chez tout le
monde de l'hérédité. Il faudra alors s'étonner des cas de
paralysie sans délire et les expliquer par une dose moindre
d'hérédité, tandis que les cas délirants seront attribués à
de l'hérédité accumulée.

Pour parler franc, nous avouons ne rien comprendre à
ces dosages d'influences héréditaires. Est-ce à dire que nous
niions l'influence de l'hérédité? Non, sans doute, mais comme
antécédents héréditaires au point de vue psychique nous
n'attachons de l'importance qu'aux maladies nerveuses et
mentales des ascendants ou des collatéraux jusqu'au quatrième degré. Dans ces conditions le champ de l'hérédité
se resserre, elle cesse d'être une cause banale. Dans nos Observations III, VII, VIII, IX, X, XI, nous n'avons pu
trouver trace d'hérédité; de même les Observations I, IV,
VI, VIII de la thèse de Girma sont également très affirma-

tives quant à l'absence d'antécédents héréditaires chez quatre paralytiques hallucinés.

Nous savons, il est vrai, le cas qu'il nous faut faire de ces documents récoltés auprès de parents, d'amis qui on ne veulent ou ne savent nous renseigner. Cependant, il nous semble impossible d'admettre que toujours on se soit trompé. Nous sommes donc persuadé qu'il existe des cas de paralysie générale avec délire chez des gens non entachés d'hérédité.

Est-ce à dire qu'un dégénéré, qu'un héréditaire, qu'un vésanique ne puisse devenir paralytique ? Non, certainement, et personne ne saurait nier la possibilité de ce fait. Le cumul doit exister en pathologie comme il existe souvent ailleurs. Chez les paralytiques généraux cependant, s'il existe, il ne peut guère que nous échapper, les phénomènes dus à la paralysie générale dominant la scène, et ceux que l'on croirait devoir rattacher à une autre forme mentale pouvant se produire en vertu même des lésions de la périencéphalite chronique.

Ainsi, dans nos Observations XIII et XIV, peut-être pourrait-on conclure à l'existence chez ces deux malades (qui tous deux sont des héréditaires) d'un délire de persécution enté sur une paralysie générale. Cependant en quoi le délire de notre dernier malade (Obs. XIV) diffère-t-il de celui des malades dont l'observation est rapportée aux Observations VIII et IX et chez esquelles il nous a été impossible de trouver la moindre tare héréditaire ?

En résumé, nous croyons que la paralysie générale est une entité morbide pouvant présenter essentiellement les trois ordres de symptômes : délire, démence et paralysie, que les lésions de la sclérose suffisent à expliquer sans faire entrer en ligne de compte l'alcoolisme ou l'hérédité.

CHAPITRE IV

OBSERVATIONS

OBSERVATION I

M. (Henry), trente-trois ans, propriétaire, entre, le 10 juin 1879, à l'asile privé de Nantes. Ce malade n'a jamais fait d'excès alcooliques ; il n'a pas d'antécédents héréditaires. Son caractère s'est totalement modifié vers le mois de mars. M... est devenu irritable ; il s'est plusieurs fois laissé aller à des colères non fondées. Il s'est cru de grands talents comme peintre et comme musicien ; il a fait de folles dépenses. Tout empêchement à ses volontés l'irritait. Possédé par une excitation génésique insatiable, il essayait pendant plus d'une heure souvent de donner satisfaction à ses désirs sans parvenir à amener une éjaculation. En vain sa femme, pour se soustraire à de pareilles manœuvres, tentait-elle de se réfugier près de ses filles, M... l'y poursuivait, s'emportait contre ses enfants, s'efforçait de léur faire du mal, menaçait de les tuer. Sa famille se décide alors à le faire enfermer. Les certificats immédiat et de quinzaine du Dr Fortineau enregistrent tous les signes physiques de la paralysie générale. La mémoire et l'intelligence sont très affaiblies ; la parole est hésitante ; les pupilles sont inégales. Peu de tremblement ; la déglutition est très difficile; la marche est peu assurée; les membres supérieurs sont légèrement contracturés.

Au bout d'un mois, les troubles de la phonation, le tremblement des extrémités supérieures ont considérablement augmenté. Eloigné des siens, M... n'est plus violent, seulement, de temps à autre, il a des colères qui se traduisent par des cris, des coups de pied à terre quand on lui refuse ce qu'il demande.

Le 15 août 1880, aphasie brusque, le vocabulaire de M. se réduit à ces deux mots : petit coq. Toujours irritable, il ne peut plus traduire ses sentiments que par la contraction de ses traits, la coloration de la face. Bientôt la déglutition devient de plus en plus difficile, la marche cesse d'être possible. M... parcourt toute la période du gâtisme et s'éteint le 8 mai 1881.

L'autopsie n'a malheureusement pas pu être faite, la famille s'y étant formellement opposé.

Observation II

(Due à l'obligeance du Dr Dagonet).

Bal... (Eugène), trente-cinq ans, employé à la préfecture de la Seine, entre à Sainte-Anne, le 20 décembre 1884, avec un certificat constatant un mélange d'idées ambitieuses et de persécution. M. le Dr Dagonet, dans le service duquel il est placé, le déclare atteint de « Paralysie générale caractérisée par l'affaiblissement des facultés, l'embarras de la parole, le tremblement de la langue et des lèvres, des idées de grandeur et de richesses. »

Suivant son oncle, la maladie remonterait au mois de juillet. Bal..., qui n'offre pas d'antécédents héréditaires, était d'un caractère exalté. Il n'a jamais bu, le moindre excès suffisant à le rendre très malade. Il se plaignait de ses chefs qui le surchargeaient d'ouvrage, et était d'une grande jalousie vis-à-vis de sa sœur habitant avec sa mère.

En juillet et en septembre il a fait des scènes déraisonnables, est devenu ambitieux; quinze jours avant son entrée, il a été frappé d'une attaque d'aphasie transitoire accompagnée d'agitation. Il ramasse toute sorte d'objets, remplit ses poches de cailloux, va faire un emprunt de plusieurs milliards, etc.

Il s'est, dit-il, inculqué la syphilis pour faire une expérience (notons qu'on ne trouve chez ce malade aucune trace de vérole ancienne ou récente). Il va faire de grandes entreprises. Il vient à Sainte-Anne pour soigner les malades; il a une belle voix.

A l'heure actuelle, ce malade est en pleine période maniaque de la paralysie générale. Il va faire une loterie de plusieurs milliards pour donner à travailler aux ouvriers; il va faire faire des maisons en corail; il a la voix plus forte que Faure. L'univers entier, les planètes lui appartiennent.

Dans les premiers jours de février il reçoit la visite de sa maîtresse qui lui dit : « Je vais bientôt aller à la noce ; si tu étais sorti, tu viendrais avec moi. » Ces paroles font sur le malade une grande impression; aussi, le lendemain, à la visite, réclame-t-il sa sortie. On la lui refuse. Irrité de cet obstacle qui se dresse contre sa volonté, le 6, il se jette sur le médecin chef de service qu'il veut tuer. Calmé presque aussitôt, il explique sa violence en disant qu'il considère la mort seule de M. Dagonet comme capable de lui ouvrir les portes de l'asile.

Le 9, il renouvelle sa tentative. Il s'approche du médecin le visage souriant, la main tendue, puis quand il en est tout près, il se jette à sa gorge.

Le 10, il est encore très irrité contre celui qui le retient prisonnier.

Le 11, il déplore son acte de violence qu'il renouvelle le 12. Depuis cette époque, B... est plus calme. Il a imploré son pardon ; cependant ses idées sont toujours les mêmes. Nouvelles tentatives dans les premiers jours de mars.

Le 10 mars, il explique qu'il a pardonné à M. Dagonet son internement, mais qu'il veut sortir et, si on ne lui rend pas sa liberté, il tuera le médecin.

Il l'aurait déjà fait plusieurs fois si des circonstances indépendantes de sa volonté ne l'en avaient empêché ; hier encore, une femme, dit-il, lui a arrêté le bras. Ce malade présente en effet des hallucinations très nettes de la vue et de l'ouïe. Toutes les nuits il communique avec sa femme morte depuis longtemps. Dans les peintures des murs il croit distinguer Mme de Maintenon. Il voit à côté de lui des mousquetaires, un chameau. Une nuit, il réveille le surveillant pour lui montrer des chevaux parqués dans un coin de sa cellule : « Les voyez-vous, dit-il, les entendez-vous ? Il y en a d'autres qui hennissent et grattent à la porte. »

Les signes physiques de la paralysie générale sont des plus accentués.

La voix est presque inintelligible après une longue conversation. Les pupilles sont inégalement déformées. Tous

les muscles de la face sont secoués de contractions fibrillaires. La langue et les mains ont du tremblement. Pas de
faiblesse musculaire.

Observation III

(Communiquée par M. Vétault).

G... (Augustine), marchande, est née à Nantes en 1845.

Elle entre à Sainte-Anne le 23 avril 1883 et est l'objet
d'un certificat constatant « qu'elle est atteinte d'excitation
« maniaque, propos incohérents, idées ambitieuses et de
« richesses. Elle est reine de l'univers, possède des mil-
« liards. Actes désordonnés ; impulsions violentes, em-
« barras de la parole. » Signé Bouchereau.

La maladie semble remonter à un an et demi ; on nota
alors chez cette malade un changement complet du caractère et quelques excès alcooliques.

Quelques mois après son entrée à l'asile, le diagnostic de
paralysie générale s'impose.

L'embarras de la parole est devenu caractéristique ; les
muscles de la face, des lèvres, de la langue sont animés de
tremblements convulsifs ; les pupilles sont déformées et
inégales. Il y a de l'affaiblissement musculaire.

Le délire varie étrangement ; tantôt ambitieux, tantôt
hypochondriaque ; il est mystique un jour ; le lendemain
empreint d'idées de persécution.

A différentes époques on note des hallucinations de tous
les sens avec des troubles de la sensibilité générale.

L'affaiblissement des facultés intellectuelles et la diminution de la mémoire progressent rapidement.

Plusieurs attaques épileptiformes marquent la dernière période de la maladie ; le 31 décembre 1883, la malade qui était gâteuse, succombe à une de ces attaques.

L'autopsie est venue confirmer le diagnostic porté.

Plusieurs fois Mme G... nous a fait assister à des actes de violence.

Le jour de son entrée, quoique calme, elle se jette tout d'un coup sur un porte-parapluies en fonte qui se trouvait à l'infirmerie, le brise d'un seul coup, et elle ne peut ensuite donner la raison de cet acte.

Le 22 septembre 1883, elle est maussade ; on lui en demande la raison : « L'impératrice, dit-elle, lui a fait donner douze coups de poignard. » Un instant après et sans que rien dans son attitude ait pu faire supposer ses intentions, elle devient rouge subitement, se jette sur l'interne, le frappe ainsi que les personnes du service. Quelques jours après, le 28 septembre, étant assise au milieu des autres malades auxquelles elle parle de sa beauté, de sa puissance, de sa fortune, elle se lève tout à coup, le regard menaçant et veut nous frapper ; elle fait violence aux infirmières qui veulent la contenir et nous dit : « C'est votre dernier jour, « on vous fusillera demain. »

Le 4 octobre, après avoir répété plusieurs fois aux infirmières qu'elle tuerait l'interne puisqu'il ne voulait pas faire ses commissions à M. Grévy, elle dissimule un petit banc sous ses vêtements au moment de la visite, nous attend dans une salle et, au moment où nous passons, elle nous jette à la tête l'instrument qu'elle a choisi pour se venger de nous.

Cet acte a été bien réfléchi et prémédité pendant deux

jours, différant ainsi des autres actes violents commis précédemment. Ceux-ci en effet avaient tous eu le caractère de l'instantanéité et rien, absolument rien dans l'attitude de la malade, dans ses gestes, dans ses paroles, n'avait pu les faire prévoir. Du reste, quelques instants après chaque acte violent, elle était avec nous dans les meilleurs termes et nous promettait de l'or, des honneurs, des situations magnifiques (1).

Observation IV.

Mme Maria-Julia R..., femme P..., ouvrière, âgée de trente-deux ans, entre à Sainte-Anne le 7 avril 1884. Pas d'antécédents héréditaires.

C'est la troisième fois qu'elle est malade. En 1879, elle perd une petite fille de méningite et a un accès de mélancolie qui dure un mois.

En juin 1880, elle accouche pour la troisième fois. L'enfant meurt au bout de seize jours dans des convulsions, et la mère, retombée malade, est internée à Vaucluse où elle reste dix mois. A propos de son admission, MM. Legrand du Saulle et Magnan signent des certificats mentionnant « un délire mélancolique avec alternatives d'excitation et de dépression, refus d'aliments, mutisme, insomnies ».

Sans cause appréciable, Mme R... retombe malade en avril 1884. Après l'avoir observée quinze jours, M. le Dr Bouchereau signe le certificat suivant :

« Paralysie générale, affaiblissement des facultés intel-

---

(1) Vétault, Extrait d'un mémoire sur le délire hypochondriaque dans quelques formes d'aliénation mentale. (Prix Esquirol de 1883.)

lectuelles et de la mémoire ; idées incohérentes de satisfaction et de persécution, périodes d'agitation, hésitation de la parole. »

Avant son entrée à l'asile, la malade s'est livrée à des achats inconsidérés. Elle était toujours en mouvement. Elle prétend qu'un médecin l'a violée ; aussi tous les jours elle allait chez ce monsieur lui dire qu'elle le tuerait.

Dès son entrée à l'asile, on constate de l'excitation génésique. Son mari ne peut, dit-elle, la satisfaire ; elle a besoin de deux ou trois amoureux qu'elle s'offrira à sa sortie.

Les troubles somatiques sont très nets.

Le 16 mai, au moment de la visite, Mme P... est un peu plus sombre que d'habitude ; sans doute ses idées hypochondriaques la tourmentent et l'affligent. Elle s'approche de M. le Dr Bouchereau et lui demande sa sortie : « Plus tard, » lui est-il répondu. Elle retourne s'asseoir à sa place. L'interne s'approche alors d'elle et va lui adresser la parole. Elle se lève comme mise en mouvement par un ressort et le frappe à coups de pied et à coups de poing. On la conduit aux cellules où elle passe un mois dans un état d'excitation assez grand. Gâteuse, méchante, elle frappe dès qu'on l'approche.

Peu à peu le calme renaît. Nous nous inquiétons alors auprès d'elle de savoir la cause de ses violences. Elle nous explique alors qu'elle a été méchante sans raison, sans savoir pourquoi. Elle le regrette d'autant plus qu'elle n'avait aucun sujet d'en vouloir à l'interne dont elle se plaît à reconnaître les bons procédés à son égard. Elle était triste et a frappé sans se rendre compte de son action ni du motif qui la faisait agir.

Depuis, cette malade a présenté une légère amélioration pendant cinq mois.

Aujourd'hui, malheureusement, la paralysie générale, un instant arrêtée, a repris sa marche progressive.

L'excitation génésique a reparu. Mme P... court après le chauffeur chaque fois que cet homme vient allumer le calorifère. Elle se plaint de la vessie, et malgré ses souffrances imaginaires, rit sans cesse sans pouvoir expliquer sa gaieté. Chaque jour elle écrit des lettres érotiques et ordurières. L'embarras de la parole, l'inégalité pupillaire, le tremblement fibrillaire de la langue sont des plus manifestes.

OBSERVATION V.

Mme R..., femme P..., âgée de trente-cinq ans, journalière, entre à l'asile le 27 mai 1884. M. le Dr Bouchereau signe le certificat immédiat suivant :

« Affaiblissement des facultés intellectuelles et de la mémoire. Idées incohérentes de satisfaction. Conscience incomplète de sa situation. Arrêts dans la parole, pupilles inégales. »

La maladie remonte à deux mois ; Mme R... oubliait tout, ne savait plus se retrouver dans son ménage ; activité exagérée, elle marche des journées entières. Erreurs dans ses comptes. Elle cache tout cequi lui tombe sous la main, remplit ses poches, son corsage d'objets insignifiants (papiers) auxquels elle attache une grande valeur.

Elle vole une clef à un étalage et s'excuse en disant que

la clef lui appartenait. Irritabilité excessive. Pas d'excès alcooliques.

Le délire est un mélange d'idées ambitieuses et hypochondriaques. Souvent on observe chez cette malade des actes violents et subits. Ainsi elle va trouver les personnes du service ou les malades ; elle les embrasse, est douce, caressante, cause raisonnablement ; puis tout à coup elle les frappe et se livre de suite après à de nouvelles manifestations affectueuses. Dans la nuit du 30 juin, elle s'excite, crie et jette son vase dans la direction d'une de ses compagnes. Interrogée à ce sujet, elle s'excuse sur une frayeur ressentie pendant son sommeil.

Le 24 juillet, au déjeuner, elle devient subitement violente, menace et frappe une malade à l'aide de son assiette et de sa fourchette.

Chaque fois qu'on l'interroge sur ces actes violents, elle les avoue, mais s'excuse sur sa vivacité ; elle se met facilement en colère et cela chaque fois, dit-elle, qu'on lui fait mal, soit à la tête, soit à la gorge. En un mot, ses impulsions sont la conséquence de mauvaises interprétations de faits qui existent, de troubles de la sensibilité générale. Cette malade présente de l'excitation génésique ; elle sent qu'on se livre sur elle à des attouchements qui la révoltent et la font frapper ceux qui l'entourent. Nous n'avons pu constater aucune hallucination des sens spéciaux chez Mme R.

Observation VI

La malade, M... Victoire, âgée de quarante-cinq ans, couturière, est, le 31 mars 1882, dirigée sur Sainte-Anne de l'hôpital de la Charité où elle était entrée pour une attaque épileptiforme. M. le Dr Magnan la déclare atteinte d'affaiblissement des facultés mentales, avec obtusion, lenteur dans les conceptions, inégalité pupillaire.

Elle entre le 6 juin dans le service du Dr Bouchereau, qui la considère comme atteinte de paralysie générale avec affaiblissement des facultés intellectuelles et de la mémoire. Idées incohérentes de satisfaction, embarras de la parole, pupilles inégales.

Cette malade a présenté depuis son entrée à l'asile un grand nombre d'attaques épileptiformes, le plus souvent suivies d'aphasie transitoire. Actuellement, elle paraît arrivée à la troisième période de la paralysie générale. La démence domine toute la scène ; cependant, au point de vue musculaire, Mme M... est peu affaiblie. La marche est pénible, mais encore possible. Parfois la malade gâte ; mais non d'une façon continue. En général, elle est calme, elle ne devient violente que quand on la met en colère.

Une de ses compagnes tente-t-elle de lui enlever son pot de tisane, de suite elle se met en fureur et lance à la tête de la voleuse tout ce qu'elle peut trouver sous sa main, voire même le pot de tisane qu'elle a voulu défendre. Un jour, une malade dérange les chaises préparées pour le médecin. Mme M... se met dans une colère terrible, saisit une chaise et la lance contre la coupable ; d'ailleurs ces moments d'emportement sont de peu de durée, et un moment après son acte violent, elle sourit et paraît avoir oublié ce qui l'a si fort irritée.

Observation VII

(Communiquée par M. Vétault).

Mme Anne A..., femme B..., âgée de quarante-deux ans, sans profession, entre pour la deuxième fois à l'asile Sainte-Anne le 15 décembre 1882. Cette malade avait été internée le 11 juin 1880 jusqu'au 20 mars 1881, et à ce propos M. Magnan avait déclaré Mme A... atteinte de paralysie générale avec idées incohérentes de satisfaction, hésitation de la parole. Une courte rémission avait déterminé sa famille à demander sa sortie.

Dix-huit mois après, on est obligé de la ramener à Sainte-Anne où M. le Dr Bouchereau lui signe le certificat suivant : « Paralysie générale, affaiblissement des facultés intellectuelles et de la mémoire. Idées incohérentes de satisfaction, hésitation de la parole, inégalité pupillaire, incapacité de se diriger. »

Les arrêts du langage sont, en effet, caractéristiques. Les muscles de la face sont agités de tremblements convulsifs, les pupilles sont inégales ; l'affaiblissement musculaire est notable. Facultés intellectuelles et mémoire sont très affaiblies ; les actes sont enfantins et puérils ; Mme A... est tantôt satisfaite, tantôt déprimée ; elle est riche, elle a gagné le gros lot, le président de la République lui a donné cent mille francs ; ou bien elle est malade, elle est morte.

Cette malade est très hallucinée et cet état donne un intérêt tout particulier à son observation. A chaque instant on la surprend en conversation très animée avec des personnages invisibles qu'elle nous désigne du doigt et dont elle nous indique les noms. Très fréquemment aussi, elle ouvre la porte de la salle pour faire entrer des visiteurs imaginaires ; elle leur fait des salutations, leur avance des chaises, fait en un mot tous les gestes d'une personne qui reçoit. Souvent nous la trouvons assise et gesticulant au milieu de trois à quatre chaises ; nous lui demandons ce qu'elle fait, elle nous répond : c'est M. T... c'est M⁰ L... qui me font visite.

Une fois elle voit passer le convoi funèbre de son mari ; elle se lamente, pousse des cris aigus ; elle nous désigne le corbillard et demande à être enterrée avec son époux : « Je veux être dans la même bière, dit-elle en pleurant, et aussitôt elle monte sur une chaise pour atteindre le cercueil et fait tous les mouvements d'une personne qui veut se placer sur un endroit élevé.

Plusieurs fois cette malade a présenté des actes violents et subits dus vraisemblablement à la colère.

Les renseignements que nous avons recueillis sur cette malade nous apprennent que fréquemment elle quittait son domicile sans but et errait à l'aventure. Elle disparut une fois pendant trois jours et fut ramenée par un paysan qui l'avait rencontrée sur son chemin avec les vêtements déchirés, les cheveux en désordre, sans souliers.

D'après les mêmes renseignements puisés à plusieurs

sources et tout à fait dignes de foi, il n'existe pas d'antécédent vésanique dans la famille de Mme A... Cette dame
a en outre toujours mené une vie très régulière et n'a jamais fait aucun excès de boissons.

Cette malade est morte le 5 septembre 1883 et l'autopsie est venue confirmer le diagnostic porté (1).

Observation VIII

F... Catherine, femme H..., âgée de trente et un ans,
blanchisseuse, entre à l'asile Sainte-Anne le 6 mai 1884.

M. le Dr Bouchereau la déclare « atteinte de paralysie
générale, affaiblissement des facultés intellectuelles et de
la mémoire. Idées incohérentes de satisfaction, nul souci
de sa personne ; hésitation de la parole ». Il n'y a pas
d'antécédents héréditaires. Le début de l'affection semble
remonter au mois de janvier. A partir de cette époque,
Mme F... ne travaille plus, elle met du charbon dans la
soupe, elle se contente de tremper son linge à l'eau pour le
laver ; perd ses affaires, achète des inutilités, vole un jour
un morceau de viande, un autre jour une marmite. Elle
oublie d'allaiter son enfant ; un jour même, son mari la
surprend essayant de l'étrangler, quoiqu'elle parût, avant
comme après cet acte, l'aimer beaucoup. Quelques excès alcooliques sous l'influence de la maladie. Mme F...était,avant,
remarquablement sobre. A son entrée, on constate la presque complète disparition de la mémoire ; la parole est

(1) Vétault, Extrait d'un mémoire sur la paralysie générale chez
la femme, mémoire récompensé de la médaille d'or des Asiles de la
Seine en 1884.

presque inintelligible ; la malade s'en rend compte. La langue et les lèvres sont agitées de tremblements fibrillaires. Les pupilles sont inégales. On note l'absence d'idées ambitieuses, hypochondriaques et de persécution. Il n'y a pas eu encore d'hallucinations observées.

Cependant la maladie ne tarde pas à changer d'aspect Bientôt sous l'influence de troubles de la sensibilité générale, Mme F... crée un délire qui depuis son entrée n'a pas varié.

Elle se plaint de ses compagnes qui lui donnent des coups de pied dans le ventre, qui la battent, aussi ne tardera-t-elle pas à réagir ; ses violences contre les autres malades forcent à l'isoler. Bientôt naissent des illusions puis des hallucinations de l'ouïe. Mme F... entend la nuit marcher dans le couloir des cellules. Sous l'influence de l'excitation génitale, elle se persuade que c'est son mari qui vient la tourmenter. Il ne veut pas venir l'embrasser, il préfère s'amuser avec des femmes qu'elle entend mais qu'elle ne peut voir

Ces hallucinations l'excitent, elle frappe aux portes, crie, gémit, pleure.

Elle nous raconte ces faits avec indignation ; et ce délire qui dure depuis plus de six mois ne s'est aucunement modifié malgré l'affaiblissement intellectuel évident de la malade.

OBSERVATION IX

Mme Des... (Maria), blanchisseuse, âgée de trente-quatre ans, entre à Sainte-Anne le 20 juin 1883. M. le Dr Magnan rédige à ce propos le certificat suivant :

« Paralysie générale avec idées hypochondriaques, accidents alcooliques, hallucinations, tentative de suicide. »

Les renseignements donnés par sa sœur marquent l'absence d'antécédents héréditaires, mais l'existence d'excès
alcooliques. Un jour, six semaines avant son entrée, l'a-
mant de Mme Des... rentre chez elle couvert de sang à la
suite d'une rixe. Dans la nuit elle devient subitement
furieuse, saisit un couteau et veut en frapper cet homme.

Bientôt la mémoire se perd ; survient une attaque apo-
plectiforme qui décide de son internement.

On constate alors des hallucinations des cinq sens, et
ces phénomènes ont persisté jusqu'à la mort de Mme D...

Hallucinations de l'ouïe. — Les autres malades lui
disent des sottises, veulent l'envoyer à la Salpêtrière, lui
couper le cou ; on chante des chansons sur elle ; on répète
qu'elle est malpropre, qu'elle a des morpions, qu'elle est
une voleuse, une putain ; sous l'influence de ces hallucinations de l'ouïe, elle frappe les malades et leur ferait beaucoup de mal si les gardiennes n'intervenaient aussitôt.

Hallucinations de la vue. — Elle voit dans les nuages
des fantômes qui courent les uns après les autres ; malgré
son état de déchéance intellectuelle, elle comprend que ce
sont des chimères et se frappe la tête espérant empêcher la
reproduction de ces visions effroyables.

Hallucinations de l'odorat. — Ses vêtements sentent ;
mauvais, dit-elle ; et sous l'influence de cette idée, elle les
déchire à plusieurs reprises.

Les illusions du goût et du toucher sont moins nettes
cependant Mme Des... se plaint de l'amertume de ses
aliments, elle réclame même une purgation espérant mo-

difier cet état de choses (la langue n'est pas saburrale) ;
elle se plaint en outre de commotions électriques.

Outre ces idées délirantes, Mme R... manifeste des
idées hypochondriaques ; elle est satisfaite plutôt qu'ambi-
tieuse. Elle se plaint de partout ; elle va avoir de l'argent,
ne désire rien.

La parole est inintelligible.

Le décès se produit le 7 février 1885 ; la malade est en-
levée en huit jours, sans attaque, par un amoindrissement
progressif de toutes les fonctions.

L'autopsie n'a pu être faite, la famille y ayant mis op-
position.

OBSERVATION X.

Mlle Antoinette F... âgée de quarante-six ans, entre le
2 janvier 1884 à l'asile Sainte-Anne.

La maladie remonte à peu près à un an ; on constata de
l'affaiblissement intellectuel, de la diminution de la mémoire, l'exagération du caractère hypochondriaque très développée d'ailleurs antérieurement. Plusieurs attaques apo-
plectiformes décident sa sœur à demander son admission
dans un asile spécial.

Il n'y a pas eu d'excès alcooliques quoique Mlle F... ait
toujours mené joyeuse vie et aimé la bonne chère, le
théâtre, etc.

Pas d'antécédents héréditaires.

A son entrée, on constate l'hésitation de la parole, le
tremblement caractéristique des lèvres, de la langue et des

mains, l'inégalité des pupilles, la difficulté dans la marche.

Le délire est un mélange d'idées hypochondriaques et de persécution, d'idées ambitieuses et mystiques.

Aussi M. le Dr Bouchereau la déclare-t-il atteinte de « paralysie générale, affaiblissement de l'intelligence et de la mémoire, périodes d'agitation » (10 mai 1884).

A différentes reprises, cette malade se livre à des actes violents.

Le 6 janvier, c'est une malade qu'elle frappe subitement ; elle recommence le 24 et brise un certain nombre de carreaux sans qu'aucune raison semble avoir amené ces actes. La cause doit sans doute en être cherchée dans les illusions et les hallucinations qui tourmentent cette malade.

Sa sœur Cécile est sa plus grande ennemie, elle l'accuse de la voler, de lui prendre ses bijoux, de lui introduire un serpent dans la tête ; aussi chaque fois qu'on lui parle de Cécile : « C'est une coquine, » s'écrie-t-elle.

A chaque tentative de cette dernière pour la voir, Mlle F... a répondu par des injures, des coups ; la souffletant, lui arrachant les cheveux, lui faisant les mêmes reproches, et cela jusqu'à sa dernière heure, et pendant près d'un an.

Hallucinations de la vue. — Mlle F... voit la Vierge, le diable dans un coin de la salle.

Elle voit du sang par terre ; des figures étranges, des tableaux fantastiques.

« Voyez, dit-elle, ce monsieur ; il vient de tuer mon grand-père, voyez son pantalon plein de sang, voyez ses couteaux. »

Illusions de la vue. — Dans le marbre des lavabos,

Mlle F... reconnaît des têtes sur lesquelles elle place des noms.

Hallucinations de l'ouïe. — La malade entend en outre la voix de son père, de sa grand'mère, de Dieu.

La mort vient le 21 décembre 1884.

L'autopsie n'a pu être faite, la famille s'y étant refusée.

OBSERVATION XI

Mme V... (J.-Fr.), âgée de quarante-cinq ans, entre le 13 mars 1884 à l'asile Sainte-Anne dans le service du Dr Bouchereau qui la déclare atteinte de « paralysie générale, affaiblissement des facultés intellectuelles et de la mémoire ; délire ambitieux et idées hypochondriaques : elle est reine, déesse, possède des millions ; elle a toutes les maladies de l'humanité. Excitation maniaque ; inégalité pupillaire, hésitation de la parole. »

Les premiers accidents datent au plus de quinze jours ; à la suite de chagrins, le caractère de Mme V... a changé ; de gaie elle est devenue triste, elle ne retrouvait plus son ouvrage, voyait partout des diamants, faisait des achats inutiles.

Pas d'antécédents héréditaires. Pas d'excès alcooliques ; la malade ne buvait que de l'eau depuis deux ans. De temps à autre, elle se livre subitement à des actes de violence qu'elle ne peut expliquer. Le 1er avril 1884, à la suite d'une attaque épileptiforme de courte durée, elle quitte brusquement son lit et se jette sur le médecin chef de service qu'elle cherche à frapper. Le 1er mai, tout à coup elle s'excite, elle arrache les plantes et l'herbe du jardin

« pour faire de l'or », dit-elle ; elle brise des objets placés près d'elle et frappe violemment les malades. Le 9 juin, elle se jette subitement sur une gardienne qu'elle cherche à étrangler, puis elle brises des chaises et plusieurs carreaux.

Ces scènes se renouvellent plusieurs fois ; la cause déterminante de ces actes paraissant alors être dans l'idée bien arrêtée qu'elle a d'être la reine de France, de pouvoir par suite commander et faire ses volontés.

Cette paralytique, chez qui ni l'alcoolisme ni l'hérédité se peuvent être invoqués, présente, outre des troubles de la sensibilité générale, des hallucinations de l'ouïe et de la vue.

Elle entend ses enfants et répond à leurs voix ; elle entend aussi la voix de Dieu qui lui promet de l'or et des bijoux.

Souvent elle désigne des êtres imaginaires qu'elle aperçoit dans différents endroits. La nuit il lui arrive d'appeler au secours ; elle frappe aux portes ou bien s'enveloppe dans ses couvertures en criant qu'elle voit des monstres aux formes bizarres qui se promènent devant elle ; et ces frayeurs se sont reproduites un grand nombre de fois, et souvent ont donné lieu à de l'excitation maniaque au cours de laquelle Mme V... se livrait aux violences précédemment décrites.

Cette malade a été transférée à l'asile de Vaucluse en décembre 1884 (1).

---

(1) Cette observation de même que la suivante ont en grande partie été écrites sur des renseignements recueillis par notre collègue Vétault dans le service duquel ces deux malades étaient placées.

Observation XII

Mme A... (Victorine-F.-M.), ouvrière polisseuse, âgée de quarante-trois ans, entre à Sainte-Anne le 15 février 1884, avec un certificat du docteur Goujon qui la déclare atteinte de paralysie générale progressive, délire de persécution, craintes d'empoisonnement, refus d'aliments. Traitée un mois à la maison de santé de Picpus. A son entrée à Sainte-Anne, M. le Dr Bouchereau rédige le certificat suivant : « Paralysie générale, affaiblissement des facultés intellectuelles et de la mémoire, délire hypochondriaque, idées mélancoliques, hésitation de la parole, inégalité pupillaire. »

Elle ignore le mois et l'année ; elle ne peut manger, dit-elle, car elle a les intestins bouchés. Elle est très malheureuse.

Les renseignements donnés par la famille apprennent que le père était un grand buveur. C'est le seul antécédent héréditaire que l'on puisse trouver. Longtemps avant son arrivée à l'asile, on constata chez Mme A... des hallucinations de l'ouïe et de la vue. Mme A... entendait les injures que lui adressaient les voisins. Ceux-ci désiraient mettre du poison dans ses aliments, le concierge lui en voulait; bref, c'est le type vulgaire du délire de persécution de Lasègue.

Pas d'excès alcooliques.

La nuit cette malade a des frayeurs, elle se cache les yeux, pousse des cris, voit des animaux et de grandes étendues d'eau dans lesquelles on veut la jeter.

Enfin, la dernière quinzaine elle entendait des voix qui s'occupaient d'elle, qui se disputaient.

Pendant son séjour à l'asile, ces hallucinations reparaissent ; on dit à la malade qu'elle ne sortira jamais ; on va l'attacher à un arbre, la tête en bas et les pieds en l'air ; on la laissera mourir de faim.

Cette malade a été transférée à Vaucluse en octobre 1884.

Observation XIII

(Recueillie dans le service du Dr Dagonet).

B... (Jean-Gustave), comptable, âgé de trente-huit ans, entre à Sainte-Anne, le 2 avril 1884, avec un certificat constatant la présence chez lui d'hallucinations, de troubles de la sensibilité générale et d'idées de persécution. Son certificat immédiat porte : « Léger affaiblissement des facultés intellectuelles, hallucinations confuses, idées de persécution, excitation et violences par intervalles, inégalité pupillaire. » Signé : Magnan.

Le certificat de quinzaine est ainsi conçu : « Manie tendant à la paralysie générale caractérisée par un affaiblissement des facultés intellectuelles, l'embarras de la parole, une inégalité des pupilles ; des idées incohérentes, ambitieuses et des actes désordonnés, 19 avril 84. » Signé : Dagonet.

D'après les renseignements donnés par sa femme, B... n'aurait jamais fait d'excès alcooliques. Comme antécédent héréditaire, il y a une mère épileptique. Le malade a toujours été nerveux ; vers le mois de janvier son caractère

s'est assombri. Tout à coup, le 28 février, il est pris de phénomènes congestifs. Maux de tête, agitation. B... se plaint
qu'on le persécute, croit qu'on va le mener en prison. En
même temps apparaissent des idées de richesses. B... croit
avoir beaucoup d'argent; il donne à tort et à travers. La
parole s'embarrasse. On le conduit alors à Sainte-Anne.

A son entrée, le malade raconte ses étourdissements à la
suite desquels il a entendu des voix disant : « Il a fait de
la prison. » On lui avait volé 2000 francs, mais on les lui
a rendus. Il a plutôt des idées de satisfaction que des idées
ambitieuses. Le directeur de Sainte-Anne lui a promis un
avenir. Il ira représenter l'asile en Angleterre.

Actuellement, B... est en pleine période d'état de la
paralysie générale; la parole est très altérée, la station difficile, les pupilles sont inégalement déformées. Lèvres,
muscles de la face, langue et mains tremblent d'une manière presque continuelle. Mais ce qui est étonnant chez le
malade, c'est le délire qui est tellement systématisé que
l'on croirait avoir affaire à un délirant chronique. Chaque
nuit, dit-il, on le *sponse* sans cesse. Interrogé sur cette
expression typique d'un délire de persécution, B... nous
raconte qu'il a des ennemis jaloux de sa fortune. Ces
ennemis en veulent à sa vie pour pouvoir le voler après sa
mort. Ils le sponsent, c'est-à-dire avec une lunette introduite
par les fentes du plafond, ils lui tirent le sang. Il les
entend au-dessus de sa tête, ces assassins, ces Juifs : « Nous
allons le sponser, » disent-ils. Jamais il n'a vu ses ennemis.
Sous l'empire de ces hallucinations de l'ouïe, le malade ne
reste pas dans son lit, il se lève, se couvre de son matelas,
il crie, il s'agite; et ce délire dure depuis son entrée. Le

malade éprouve des sensations très pénibles quand on le sponse; c'est tantôt à la tête, tantôt au cœur ou sur les cuisses qu'on lui applique la lunette; il souffre alors énormément et se sent mouillé de sueur. Le délire ambitieux qui coexiste avec cet état curieux est bien celui de la paralysie générale : il est premier caissier au ministère des finances; il est décoré pour avoir trouvé la fortune de la France; il gagne des millions par an, etc.

OBSERVATION XIV

B... (Ruphine), femme P..., sans profession, âgée de quarante-cinq ans, entre à Sainte-Anne, le 23 juin 1883, dans le service du Dr Bouchereau où elle est l'objet d'un certificat ainsi conçu : « Paralysie générale, affaiblissement des facultés intellectuelles et de la mémoire, délire ambitieux : le comte de Paris va la divorcer; elle va épouser le comte du Sénat, on lui donnera 100,000 francs de dot. Hésitation de la parole, pupille droite tantôt contractée, tantôt dilatée, périodes d'excitation maniaque. »

Comme antécédents héréditaires, on apprend que Mme B... a perdu son père des suites d'une paralysie de la langue; une de ses filles est hystérique. Cette malade a été traitée quinze jours à Charenton pour du délire de persécution : on lui en voulait, les voisins étaient jaloux d'elle; elle avait eu tant de discussions avec ses concierges que son mari avait dû changer jusqu'à huit fois de domicile.

Mme B..., d'une grande sobriété avant sa maladie, a fait dans ces derniers temps quelques excès alcooliques. Actuellement, quoique à la dernière période de la paralysie générale, elle est très hallucinée ; elle entend des personnes qui lui disent des choses désagréables ; aussi à chaque instant elle se fâche et, révoltée des injures qu'on lui crache au visage, on l'entend dire : « Oh ! le cochon, tu me dis cela, ce n'est pas vrai, c'est toi qui as volé ma fortune, je te dis que c'est toi, etc... »

Puis, sans s'en tenir à ces réponses, elle frappe autour d'elle ses compagnes qu'elle rend responsables des méchants propos tenus sur son compte. Cette malade présente aussi des hallucinations de la vue. Un jour elle raconte qu'elle vient de voir tuer deux enfants : elle a vu aussi la voiture qui emportait les cadavres.

Ce qui domine, ce sont les idées ambitieuses : elle est sans cesse en conversation avec ses fournisseurs à qui elle fait force commandes ; elle cause souvent surtout avec un marquis qui lui répond en la traitant de marquise : sous deux tons différents, elle vous fait entendre les questions de son interlocuteur et les réponses qu'elle y fait.

Cette malade est morte dans le marasme, le 18 janvier 1885 ; l'autopsie n'a pu être faite, les parents n'ayant à aucun prix voulu y consentir.

Observation XV

(Recueillie dans le service du Dr Dagonet).

M.... (Armand), cordonnier, trente-trois ans, entre à Sainte-Anne le 21 janvier 1884 avec un certificat du Dr Thorel concluant à la paralysie générale. Le certificat immédiat

signé Briand porte : « Paralysie générale avec idées incohérentes de satisfaction, hésitation de la parole, inégalité pupillaire.» Dans son certificat de quinzaine M. Dagonet le déclare
atteint de « paralysie générale caractérisée par l'affaiblissement des facultés, l'embarras de la parole, des idées ambitieuses et le tremblement de la langue et des muscles
de la face ». Ce malade comme antécédents héréditaires
a sa mère et une tante maternelle aliénées. Comme signe
physique de dégénérescence il offre de l'hypospadias et de
la malformation des oreilles. Comme antécédents personnels, on trouve une syphilis probable en 1872 ; actuellement il est impossible d'en trouver des traces. M... était
très intelligent ; il s'est marié à vingt-un ans, et a été très
affecté de la perte d'un fils mort du croup en bas âge. La maladie remonte à trois ans. Le malade fait faillite et se livre
des excès génésiques tels que sa femme doit se séparer de
lui. M... tombe alors à la charge de sa mère ; mais, comme
il était inoffensif, celle-ci a pu le garder jusqu'au jour où
il s'est fait arrêter chez une dame qu'il ne connaissait pas
et chez laquelle il était monté pour parler d'un établis-
sement de deux cent cinquante millions qu'il allait
fonder.

A son entrée à l'asile M... parle de son cerveau très
sensitif. Il a cependant la tête solide et veut gagner de
l'argent pour élever ses deux enfants ; les idées sont inco
hérentes et mobiles ; l'écriture est fortement tremblée. Il a
des idées ambitieuses : il veut fonder un commerce de
chaussures pour dames ; il a plus d'argent qu'il ne lui en faut
il a trois commanditaires pour son entreprise qui donnera
des millions. En même temps M... éprouve des hallucina-

tions de l'ouïe : il entend des alguazils qui veulent le tuer
et il demande un revolver pour se défendre. Plusieurs attaques épileptiformes, quelques idées hypochondriaques.
Actuellement, M... est dans un quartier de gâteux ; il est
peu solide sur ses jambes. Son langage est difficilement
intelligible, enfin son état mental est des plus curieux.
Ses idées sont mobiles, incohérentes, mais, si on le presse
de questions, si on le force à suivre un ordre dans l'exposition de ses idées, on est étonné de voir la quotité d'intelligence qui a persisté malgré des troubles physiques
énormes.

Il est satisfait ; il est scientifique, nous dit-il, et en effet
on voit qu'il a dû beaucoup travailler étant jeune ; il a lu
entre autres beaucoup de livres de médecine. Il nous raconte lui-même qu'il est halluciné. Il sait qu'une hallucination de l'ouïe, c'est une voix que l'on entend sans qu'elle
existe. Ses voix lui parlent de sa femme et lui donnent
des ordres qu'il est obligé de suivre quelque chagrin qu'il
en ait : ses voix lui font diffamer sa femme ; elles lui dic-
tent également des dénonciations contre les médecins.
« C'est, nous dit-il, une vraie tyrannie. » Ces voix lui parlent
tout le jour tantôt en hébreu, tantôt en français, ou en an-
glais ou en allemand. Il ne parle pas toutes ces langues,
mais il les comprend ; ce ne sont pas là ses seules idées ambitieuses. Il a inventé un système de chaussures qui est une
invention des plus curieuses. Il apprenait facilement, était
joli garçon et faisait des conquêtes.

Nombreuses idées de persécution : son beau-père lui a
fait tant de misères et de scènes qu'il a eu du prurigo,
tant il est impressionnable sensitif. Son beau-frère est la

cause de tous ses malheurs : il l'a tenu à court d'argent alors qu'il était chargé de lui en donner. Il a attrapé l'acarus en donnant la main à sa belle-sœur.

Les sentiments affectifs sont encore très développés ; c'est les larmes aux yeux que M... me parle de la mort de son fils, « un bijou d'enfant, un amour de bébé. » Hâtons-nous de dire que ce n'est qu'avec beaucoup de peine que nous sommes arrivé à obtenir tous ces récits de ce malade ; dès qu'il avait causé quelque temps, les idées s'embrouillaient et il fallait revenir plusieurs fois au même sujet pour finir par le bien connaître. Ce procédé même employé pour une histoire de jetons au café de la Rotonde du Palais-Royal ne nous a pas réussi, de quelque manière que nous nous y soyons pris, il nous a été impossible d'obtenir de M... des éclaircissements sur ce point, non qu'il y eût de la mauvaise volonté, mais, quelque effort qu'il fît, il ne parvenait pas à suivre le fil de ses idées.

Cependant la persistance d'un certain degré d'intelligence, la possibilité d'accidents syphilitiques antérieurs nous feraient peut-être songer à de la syphilis cérébrale si l'autorité des aliénistes qui ont affirmé la paralysie générale et la présence indiscutable de tous les troubles somatiques de cette maladie ne venaient ici imposer le diagnostic porté.

CHAPITRE V

CONCLUSIONS

Des observations précédentes, nous croyons pouvoir conclure:

1° Les impulsions de la paralysie générale sont dues soit à un penchant instinctif, soit à des idées délirantes, soit enfin à des hallucinations ou à des troubles de la sensibilité générale.

2° Les impulsions sont comparables à celles que l'on constate dans les diverses formes mentales décrites.

3° Elles ont toutes le cachet de la démence et cela à un degré d'autant plus fort que la périencéphalite chronique est plus avancée.

4° Dans les quinze cas que nous rapportons, les impulsions diffèrent suivant la période où en est arrivée la maladie.

a) Au début, les impulsions instinctives et dues au délire dominent toute la scène.

b) A la période d'état, les hallucinations prennent une part très active dans la genèse des impulsions. Les idées délirantes offrent parfois une persistance, une systématisa tion remarquables et peuvent être le point de départ d'actes raisonnés et longuement prémédités.

c) Au dernier stade, les impulsions sont rares et obscures sous la dépendance surtout de la colère ou d'hallucinations.

BIBLIOGRAPHIE

BAILLARGER, De la démence paralytique et de la manie avec délire ambitieux, 1858.
— De la théorie de la paralysie générale, 1883.
BAUME, Quelques matériaux apportés à la médecine légale des aliénés. Ann. 1881.
BRIERRE DE BOISMONT, Perversion des facultés morales et affectives dans les prodromes de la paralysie générale, 1860.
BOUCHEREAU, Nymphomanie. Art. du Dictionnaire encyclopédique des sciences médicales.
CALMEIL, Traité des maladies inflammatoires du cerveau.
CHRISTIAN, Des difficultés que présente le diagnostic de la paralysie générale, in Ann. 1884.
CHRISTIAN et RITTI, Art. Paralysie générale du Dictionnaire Dechambre.
DAGONET, De la folie impulsive, 1870.
DARDE, Du délire des actes dans la paralysie générale, 1874.
ESQUIROL, Traité des maladies mentales, 1838.
J. FALRET, Recherches sur la folie paralytique, 1859.
— Folie raisonnante, in Ann. 1876.
CH. FÉRÉ, Les hypnotiques hystériques considérées comme sujet d'expérience en médecine mentale.
L. FORTINEAU, Du délire des grandeurs dans la démence paralytique, 1872.
A. FOVILLE, Articles Folie instinctive et Paralysie générale du Dictionnaire de médecine et de chirurgie pratiques.
GIRMA, Des hallucinations dans la paralysie générale, 1881.
JACOBI, Des monomanies impulsives, Berne, 1868.
LAPRÉE, De quelques formes insolites du délire au début de la paralysie générale, 1876.

G. Liegeois, De la suggestion hypnotique dans ses rapports avec
le droit civil et le droit criminel.
Lunier, Recherches sur la paralysie générale progressive, 1849.
Luys, Traité des maladies mentales.
Magnan, Des actes impulsifs chez les aliénés, 1881.
— De l'alcoolisme.
Mairel, De la démence mélancolique.
Marc, De la folie considérée dans ses rapports avec les questions
médico-judiciaires, 1840.
Marcé, Traité pratique des maladies mentales, 1862.
Maudsley, Du crime et de la folie.
Millet, Influence étiologique de l'alcoolisme dans la paralysie
générale.
Morel, Traité des maladies mentales, 1860.
A. Motet, Hallucinations. Article du Dictionnaire Jaccoud.
Pinel, Traité médico-philosophique de l'aliénation mentale, 1809.
Regis, De la dynamie au début de la paralysie générale, 1879.
Ribot, Maladies de la volonté.
Ritti, Traité philosophique de l'hallucination, 1874.
Saury, Troubles intellectuels dans la paralysie générale, 1879.
Sauton, Hérédité dans la paralysie générale, 1883.
Trélat, De la paralysie générale, 1855.
A. Voisin, Traité de la paralysie générale, 1879.
Westphall, Des idées fixes, Berlin, 1877.

TABLE DES MATIÈRES

Paris. — Imprimerie G. ROUGIER et Cⁱᵉ, rue Cassette, 1.